Ude-Pestel • Gegenwart

AF287761

ad.libri

Was für eine Frage, wird manch einer denken, der den Buchtitel liest: ›Gegenwart – was ist das?‹ ...

Nun, das weiß doch schließlich jeder. Vorsicht, denn diese Frage sucht nach einer tieferen Antwort.

Aber nicht die Autorin wird sie geben, sondern die – im Zeitraffer geschriebenen – wahren Geschichten in diesem Buch!

Anneliese Ude-Pestel, analytische Psychotherapeutin für Kinder und Jugendliche in eigener Praxis, war mehrere Jahre an Arthur Janovs Institut für Primärtherapie, Los Angeles, tätig. Ihr Buch »Betty. Protokoll einer Kinderpsychotherapie« wurde zum Klassiker, der in zahlreiche Sprachen übersetzt und auch für das Fernsehen verfilmt wurde.

Weitere Bücher von Anneliese Ude-Pestel im adlibri Verlag: *Ahmet. Geschichte einer Kindertherapie – Lisa. „Wohin mit meiner Angst?" Porträt einer Psychotherapie*

Anneliese Ude-Pestel

Gegenwart was ist das?

Therapeutische Skizzen

adlibri Verlag

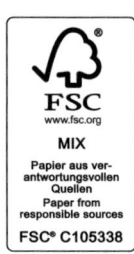

Erstausgabe, Juni 2008

Copyright © für diese Ausgabe:
adlibri Verlag GmbH & Co. KG, Hamburg
www.adlibri.de

Redaktion: Rainer E. Kirsten
Umschlaggestaltung: Wibcke H. Klett
Umschlagfoto: Jessica Joosten
© Jessica Joosten, Denver USA

Satz: adlibri VerlagsService
Herstellung: BoD, Norderstedt

Printed in Germany 2008
ISBN 978-3-89927-008-2

Wie immer Dir,
Eduard

Inhalt

Einführung

Gegenwart – was ist das?

Egal, ob wir uns dieser Frage aus dem Blickwinkel der Philosophie oder der Physik nach Einstein, Heisenberg und Planck nähern, oder neuerdings aus Sicht der neuro-psychologischen Gehirnforschung – schnell wird klar, dass wir um die Frage nicht herumkommen, die dahinter steht:

Zeit – was ist das?

Und mit dieser Frage können wir uns dann sehr schnell in Überlegungen verlieren, ob es so etwas wie Zeit, etwas wie Vergangenheit und Gegenwart, ja ob es ›die‹ Wirklichkeit überhaupt gibt.

Natürlich kann und will dieses Büchlein nicht das leisten, was schon seit Zeit-ALTERN vergeblich versucht wird: auf solche Fragen eine END-gültige Antwort zu geben.

Aber glücklicherweise geht es in den hier versammelten Geschichten – man könnte sie auch ›therapeutische Skizzen‹ nennen – nicht um Gegenwart ›allgemein‹ – es geht um etwas viel Wichtigeres:

Es geht um unsere eigene – von uns und in uns erlebte – Gegenwart!

So viel sei vom Inhalt schon verraten: Der Autorin geht es nicht allein um das berühmte >Hier und Jetzt<, nicht allein um die heute so häufig beschworene >Achtsamkeit für den Augenblick< – weitaus mehr geht es ihr darum zu zeigen, auf wie vielen (oft gewundenen) Wegen wir uns mit unserer Gegenwart auseinandersetzen (müssen).

Schnell wird klar, dass es auf die eingangs gestellte Frage so viele Antworten gibt, wie es Individuen gibt. Aber wir wollen Sie mit dieser – zugegeben etwas trivialen – Erkenntnis nicht allein lassen. Daher unser Tipp: Stellen Sie die Frage einmal individuell für sich um. Fragen Sie:

Wo bin ich, Gegenwart?

Das ist eine vielleicht für den ersten Moment etwas seltsame Frage. Unser Vorschlag: Sinnen Sie ihr einfach etwas nach. Sie werden die nachfolgenden Geschichten wohlmöglich mit noch mehr Gewinn lesen –

und unter anderem beim Hineinhorchen in sich selbst entdecken, wie oft unsere eigene Gegenwart (auch) ein Echo unserer frühen, ja sogar frühesten Vergangenheit ist!

Udo und Ilse Walter – oder: Heute ist heute!

Ein Anwalt ruft mich an und bittet mich sehr, mit einem Ehepaar ein Gespräch zu führen.

Ich sage ihm, dass ich ja Kindertherapeutin sei. Darauf reagiert er ganz eifrig:

»Ja, ja, dann sind die gerade richtig bei Ihnen. Das sind Kinder, die nicht wissen, was sie wollen; heute Scheidung und morgen wieder nicht. ... So geht das schon eine ganze Zeit, und ich kann dieses Hin und Her nicht mehr ertragen. Also bitte, tun Sie mir den Gefallen und führen Sie erst einmal nur ein Gespräch mit ihnen.«

Ich willige ein: »Nun gut.« Er gibt mir Namen und Adresse.

Udo und Ilse Walter (Namen geändert) erscheinen pünktlich zur verabredeten Zeit. Nach einer oberflächlichen Begrüßung sitzen wir uns gegenüber, und Frau Walter beginnt mit dem Gespräch. Dabei berichtet sie zunächst nur Positives: dass ihr Mann eine gute Existenz aufgebaut habe, es keine finanziellen Sorgen gäbe, ja, dass sie auch ihren Mann liebe ... kleine Pause ... , aber dann stockt sie, ein zorniger Blick fällt auf ihren Mann. Der aber hüllt sich in Schweigen.

»Nun sprich schon«, sagt sie schließlich, und ihre Wirbelsäule streckt sich in eine kerzengerade Haltung. ... »Ja, ja«, sagt er sehr bedächtig und hebt wie zur Beruhigung seine linke Hand. Er schaut mir gerade in die Augen. »Ich kann es Ihnen auch nicht erklären ... es kommt so über mich, besonders wenn ich allein bin, dann treibt es mich plötzlich ins rote ... na ja, wie nennt man das?«

Seine Frau unterbricht ihn: »Nun nenn es schon beim Namen: zu Prostituierten treibt es dich!«

»Ja, ja«, sagt er entschlossen, »nun ist es heraus ... , das ist unser ... nein, natürlich mein Problem, und ich kann Ihnen nicht erklären, warum ich ... « – er schaut auf seine Frau – » ... sehr selten ... dorthin getrieben werde.«

Jetzt fliegen die Schuldzuweisungen hin und her. Er zum Beispiel wirft ihr vor, wie oft sie ihn allein lasse »wegen deiner Singerei«, sie kontert, dass er ihr »nicht einmal diese kleinen Freuden« gönne ... – aber das alles führt natürlich zu nichts. ... So schlage ich Einzelgespräche mit Udo Walter vor. Beide willigen ein.

Herr Walter kommt zum Einzelgespräch.

Ein gutaussehender Mann, groß, schlank, wohl um die Mitte vierzig, geschmackvoll gekleidet, aber nicht übertrieben. Ja, er bringt alles mit, um, wie seine Frau sagt, geliebt werden zu können.

Herr Walter beginnt unser Gespräch:

»Nach meiner Kindheit brauchen Sie nicht zu fragen, da war alles gut.«

... »Das freut mich«, sage ich. »Können Sie mir etwas sagen, was Sie in so guter Erinnerung behalten haben?«

Udo Walter lehnt sich zurück und stützt den Kopf mit seiner Rechten ab. Er schweigt eine Weile, dann meint er:

»Ach, warum soll man sich noch an Vergangenes erinnern. Heute ist heute.«

»Ja«, sage ich und schweige auch eine Weile. »Aber vielleicht, Herr Walter«, insistiere ich, »könnten Sie mir doch etwas sagen, was Sie in so guter Erinnerung behalten haben.« ... »Ja, ja«, sagt er, und sein Gesichtsausdruck wirkt verquält. Doch dann, wie vom Lichtblick getroffen: »Ja, jetzt fällt mir etwas ein. ... Als ich als kleiner Junge einmal sehr durchgefroren war, da hat mir meine Mutter eine heiße Milch gemacht.« ... »Das war ja lieb«, sage ich und schweige weiter; ein Zeichen, dass ich noch etwas mehr Gutes aus seiner Kindheit hören möchte. Aber Udo Walter erinnert nichts. Keiner spricht.

Das sind Durststrecken in der Psychotherapie, aber sie müssen durchgehalten werden. ... Schließlich fasse ich noch einmal nach: »Das war ja lieb von Ihrer Mutter, dem durchgefrorenen, kleinen Jungen eine heiße Milch zu machen.« ... Aber darauf reagiert Herr Walter nicht. Doch ich merke, wie er, immer verquälter wirkend, nach einer Spur sucht, um mir Beispiele aus seiner guten Kindheit zu geben. Aber es kommt nichts. Er wird unruhig und steht auf, setzt sich aber sogleich wieder: »Was ist nur los mit meinem Gedächtnis, ich kann mich nicht erinnern!«

Jetzt ist er ganz in sich zusammengesunken. Und wieder bricht es aus ihm heraus: »Ich kann mich nicht erinnern, nichts, gar nichts kann ich erinnern!« ... In diesem schlimmen Zustand lasse ich ihn eine Weile, doch als immer wieder kommt: »Ich kann mich einfach nicht erinnern!«, sage ich: »Vielleicht, Herr Walter, war nichts da?«

Da bricht es aus ihm heraus: »Das ist es, das ist es ... , jetzt erinnere ich mich an das Nichts. An die Leere, die trostlose Leere, die furchtbare Verlassenheit, nichts, gar nichts war da, ich war immer allein, ganz allein ... Vater und Mutter waren nie da, auch keine Freunde, nicht einmal ein Tier, nichts, gar nichts war da ... «

Sein Körper ist wie in sich zusammengesunken, dann hebt er den Kopf, Entsetzen auf seinem Gesicht: »Jetzt aber, Frau P., jetzt kann ich mich an etwas erinnern ... «, er schüttelt mit dem Kopf, »grausam, Frau P., grausam ... denken Sie nur, ich habe als kleiner Junge ein Tier gequält ... ich habe eine Maus gefangen und sie dann über eine heiße Herdplatte laufen lassen!« ... Er schaut mich an, und seine Augen sind feucht. »Wie konnte ich das tun, wie, wie konnte ich das nur tun?«

Wieder endloses Schweigen. Dann spricht er leise, wie zu sich selbst: »Dieses Gefühl der Leere, der totalen Verlassenheit war, ist immer noch tödlich. Ich war immer wie gelähmt, konnte dem nicht entfliehen, wohin, wohin auch, es war ja nichts da, gar nichts ... « – Er vergräbt sein Gesicht in beide Hände, dann fährt er leise fort: » ... und als ich diese Maus gefangen hatte, durch Zufall, da wurde plötzlich aus Verzweiflung Wut, und dann ... ja dann geschah das Furchtbare ... « – Er springt auf und geht zum Fenster, um dort lange in die Ferne zu schauen. ...

Ich sage auch nichts; das brauche ich auch nicht, denn die Nuss ist von ihm geknackt worden, als er schließlich sagt: »Maus, Prostitution ... « Mehr nicht. Und dann: »Beides sind die Angelhaken, die mich aus diesem Morast der Leere rausziehen sollten.« ...

Er lässt sich voller Verzweiflung auf den Stuhl fallen, vergräbt sein Gesicht in beide Hände: »Mein Gott, mein Gott, die Vergangenheit hält mich noch in ihren Krallen.« ... Er schaut mich an. »Wie komme ich davon los, Frau P., wiiiiie?« schreit es qualvoll aus ihm heraus.

»Sie sind schon auf dem richtigen Weg, Herr Walter.« ... Er schaut mich fragend an und wiederholt ungläubig: »Ich bin schon auf dem richtigen Weg? Wieso das?« ...

»»Erkenne dich selbst‹ geht nur über das Wiedererinnern, mehr noch, das Wiedererleben alter, traumatischer Gefühle. Und das haben Sie eben getan. Sie haben ein schweres Kindheitstrauma wieder ins Bewusstsein gehoben, nachdem es so lange in der Dunkelheit des Unbewussten sein Unwesen treiben konnte. Und das ist jetzt Ihre Aufgabe: etwas, was Sie weder sehen, hören, riechen noch schmecken können, worunter Sie aber unendlich leiden, wieder ins Bewusstsein zu heben durch Wiederfühlen, besonders durch tiefes Weinen.«

Udo Walters Augen zeigen einen Ausdruck von Müdigkeit und Mutlosigkeit. Er sagt leise vor sich hin: »Etwas, was ich nicht sehen, nicht hören, nicht riechen kann?«

»Aber«, füge ich hinzu, »was Sie doch sehr stark fühlen können. Es ist also etwas, was da ist und auch nicht da ist.« Ich suche nach einem lebendigen, einfacheren, aber doch stimmenden Beispiel.

»Stellen Sie sich vor, Herr Walter, Sie gehen durch ein dunkles Gemäuer, allein, aber mit einer guten Taschenlampe bestückt. Da, plötzlich brüllt ein Löwe. Mein Gott, da hat man Angst, aber da trifft der helle, suchende Strahl der Taschenlampe auf einen in der Ecke sitzenden Löwen, aber durch das Licht Ihrer Taschenlampe erkennen Sie die Wahrheit: der Löwe ist nur eine Attrappe.«

»Nur eine Attrappe ...?« fragt Udo Walter leise wie zu

sich selbst » ... Eine Fata Morgana, eine Einbildung also?«
Er schaut mich fragend an: »Wollten Sie das sagen? Ist das
so?« ...

»Es ist so, Herr Walter, und es ist auch nicht so. Es ist
real und irreal, es ist wie eine Medaille mit zwei Seiten, und
jede Seite hat ihre Gültigkeit. Es ist eine Einbildung, wie sie
sagen, aber in einem anderen Sinn. Es hat sich etwas in Ihr
System ein-gebildet, so wie ein Bildhauer mit seinem Werk-
zeug etwas in die Materie hinein bildet. Ein frühes, leiblich-
seelisches Trauma tut das gleiche, es drückt sich wie ein
Stempel mit unauslöschbarer Farbe in Ihre Seele, in Ihren
Körper, wohin auch immer und bleibt, und das ist das große
Phänomen, ein Leben lang gespeichert mit der gleichen Intensität wie zur Zeit des Geschehens. Es ist ein Imprint, es
heißt auch, elektrisch magnetische Impulse, ein Gefühl, ein
leiblich seelischer Schmerz aus fernen Zeiten und, um bei
dem Beispiel zu bleiben, es ist eine brüllende Attrappe, die
kein Mensch hören kann, nur man selbst kann es, diesen
Schmerz fühlen, falls er nicht in dunkle Bereiche, das Unbewusste, verdrängt ist.«

»Und dieser Imprint, wie sie ihn nennen, Frau P., ist nicht
löschbar?«

»Das, Herr Walter, ist eine ganz schwer zu beantwortende
Frage, weil hier die Individualität des Menschen, die Intensität und die Zeit der Traumatisierung eine entscheidende
Rolle spielen. Je früher die Prägung, umso schicksalhafter
ist sie. Aber lassen Sie mich noch einmal das Beispiel von
der Taschenlampe zu Hilfe nehmen: der Strahl der Taschenlampe, der den brüllenden Löwen als Attrappe entlarvt, ist
zu vergleichen mit der Intensität unseres Bewusstseins, das
auch wie mit einem Lichtstrahl die Dunkelheit unseres Un-

bewussten mit seinen tiefen Ängsten und seiner Verzweiflung in Helligkeit verwandelt, sodass wir sehender werden und nicht, wie Hermann Hesse sagt, ›führerlosen Blinden gleichen‹. Nein, wenn wir uns in unseren Dunkelheiten erkennen, haben wir einen geistigen Kompass, der uns vor weiteren Irrwegen schützt.«

Es ist so etwas wie eine Atemlosigkeit, die von Udo Walter ausgeht; so auch seine Frage: »Darf ich mir eine Zigarette anzünden?«

Ich bitte ihn, sich zunächst auf die Couch zu legen, tief zu atmen, zu entspannen, und reiche ihm eine Wolldecke. Er tut es. Dann, nach einer Weile: »Mich überfällt eine tiefe Hoffnungslosigkeit, Frau P.«

»Auch das, Herr Walter, ist ein altes Gefühl. Laufen Sie nicht davor weg, bleiben Sie dabei, und vielleicht steigen damit andere alte Erinnerungen auf.«

Mein Gott, denke ich, wie sehr muss ein Mensch leiden, wenn er am Anfang des Lebens nicht das bekommt, worauf er ein natürliches Anrecht hat: Liebe und Geborgenheit, Hautkontakt, Stimmkontakt, Blickkontakt, restlose Befriedigung aller Bedürfnisse. Das sind die wesentlichen Bausteine für ein tragendes Fundament des darauf zu errichtenden Hauses Mensch mit seinen wesentlichen Merkmalen wie Gesundheit, Individualität, Autonomie und nicht zuletzt Liebesfähigkeit.

Herr Walter liegt beinahe regungslos auf der Couch. Nach einer längeren Zeit der Stille erhebt er sich, faltet die Decke sorgfältig zusammen und legt sie zurück auf ihren Platz. Dann setzt er sich mir gegenüber: »Schauen Sie, Frau P., hier unter den Haarwurzeln nahe meiner Stirn, Sie können es auch noch fühlen, hier habe ich eine Narbe; ich hatte schon alles vollkommen vergessen, aber jetzt kam die Erinnerung wieder hoch. Ich habe als ganz kleiner Junge meinen Kopf gegen die Wand geschlagen, bis eine Platzwunde entstand, die auch genäht werden musste ... «, und dann, nach einem tiefen Atemzug, » ... aus Verlassenheit, aus Verzweiflung über diese furchtbare Leere.«

Es ist ihm ein dringendes Bedürfnis, länger über diese schlimme Erinnerung des Sich-Selbst-Verletzen-Müssens zu sprechen, um damit die rasende, seelische Verzweiflung in andere Bahnen zu lenken. Tief traurige Augen schauen mich an, als er fortfährt: »Was war ich doch für ein ratloses, gequältes Kind, das sich so verletzen musste, um damit irgendwie doch seiner unerträglichen Verlassenheit zu entkommen.« ... Er hält beide Hände vor sein Gesicht: »Das ist ja Wahnsinn, wie sich da eine verzweifelte Kinderseele aus bodenloser Tiefe in die Höhe retten wollte.« ...

Er setzt beide Ellbogen auf den Tisch, um seinen Kopf mit beiden Händen abzustützen. Als er weiter mit mir sprechen will, sage ich ihm leise: »Sprich mit deinen Eltern. Sage ihnen alles.« ... Es dauert nicht lange, dann beginnt er:

»Luft war ich für Euch, Luft! Vater, dich habe ich kaum gesehen. Wenn ich aufstand, warst du schon weg. Und du, Mutter, wenn ich aufstand, fand ich von dir nur noch einen Schatten. Du sagtest immer: ›Ich muss raus, ich muss raus, raus, raus!‹ ... ›Ja, wohin denn bloß‹, frage ich dich, und dann sagtest du zum Abschied: ›Der Eisschrank ist voll, du hast genug zu essen.‹«

Mit einem tiefen Seufzer stößt er seine Verzweiflung heraus. Und als ich ihm sehr behutsam sage: »Zeige ihr deine Platzwunde«, rettet er sich vom Stuhl auf die Couch, um dort lang hingestreckt seinen tiefen Schmerz herauszuweinen.

Jetzt haben Körper und Seele zu ihrer tiefen Wahrheit gefunden. Tränen sind die Lösung, welche die Wände des Unbewussten aufweicht und eingekapselten Schmerz freisetzt. Die Tränen demaskieren das Unbewusste, und dadurch erfährt der Verstand Wahrheiten über innere Beweggründe, die ihn vielleicht schon auf schlimme Irrwege geführt haben. Man bekommt einen geistigen Kompass, man weiß, warum man dieses oder jenes tut oder schon getan hat. Man wird wissend, und erst dann wird Vernunft möglich. Aber es genügt nicht, wenn man über seine Traurigkeit spricht. Das Sprechen allein kann die gesamte Homöostase nicht beeinflussen. Nur zu verstehen, was die Eltern taten, zu vergeben oder vergessen zu wollen, ändert nichts. Auch müssen es die Tränen des einsamen, ungeliebten, hilflosen kleinen Kindes oder Babys sein, nicht die des Erwachsenen. Die erleichtern zwar, aber sollten dann auch zu den Tränen des leidenden Kindes führen – ein Prozess, der nicht von heute auf morgen bewältigt werden kann. Vielleicht bleibt es ein lebenslanger Prozess. Es hängt davon ab, wann und wie tief die Traumatisierung gesetzt wurde.

Doch zurück zu Herrn Walter.

Oh ja, dachte ich, dieser Mann musste, um zu überleben, mit seiner Seele unter eine Schneedecke fliehen, wo so schlimme Gefühle eingefroren werden.

Man fragt sich: Waren die Eltern taub, blind für die seelische Not ihres Kindes? Nein, da fragt man sich nicht mehr. Sie waren total erblindet, sicher auch selber blind gemacht durch ihre eigene Vorgeschichte. So wird dieses Elend immer weiter gegeben von Generation zu Generation. Wo liegt der Ausweg für den Einzelnen, wo für die ganze Welt?

Unsere größte Krankheit ist die Unbewusstheit. Hat nicht einmal jemand vor zweitausend Jahren gesagt: ›Herr vergib ihnen, denn sie wissen nicht, was sie tun‹? ... Eine Frau mittleren Alters hat einmal zu mir gesagt: »Ich fühle mich wie ein gehetzter Hase, der seinen Jäger nicht kennt.« Ist es da nicht dringend angezeigt, den unbekannten Jäger zu stellen, ihm Auge in Auge zu schauen, um ihm seine Macht zu nehmen – damit der Weg frei wird zur wahren Sinnfindung des Lebens? Dies ist die geforderte Arbeit des Einzelnen und auch des Kollektivs. Erkenne dich selbst! ...

Wir brauchen höchste Wachsamkeit für den Klimawandel, von außen gegen Erwärmung, aber auch von innen gegen Vereisung. ... Es gibt so viele gute Geister auf allen Gebieten, die den richtigen Weg für die Menschheit erahnen und uns zeigen, dass das Potential der Menschen viel, viel größer ist, als wir dies vielleicht glauben. Aber tiefe Bewusstwerdungsprozesse sind jetzt gefordert.

Und wie ist es nun weitergegangen mit Herrn Walter?

So gut es ging. Er hat seine Verdrängung aufgegeben und in wohldosierten Abständen den Schmerz seiner Verlassenheiten gefühlt, bis zum Anfang seines Lebens. Dazu sagt er selbst: »Es ist wohltuend, diese schreckliche Wahrheit zu fühlen, grausam, mit diesem Geschwür von Unwissenheit zu leben. Eine Paradoxie, nicht wahr: schlimm, Schmerz zu fühlen und sich doch viel besser fühlen. Aber so ist es eben.«

Nun geschah eine Wende: Herr Walter äußerte den Wunsch, seine Frau in unsere Gespräche mit einzubeziehen.

Er habe ihr schon vieles erzählt, sie zeige großes Interesse und Verständnis. »Das wird uns wieder näher zusammenbringen, Frau P.« ... Ich sage ihm: »Es gibt keinen besseren Vorschlag als diesen.« ... Wir verabreden einen neuen Termin zu Dritt.

Nun sitzen wir wieder wie am Anfang zusammen: das Ehepaar Walter und ich.

Die gleiche Konstellation? Hat sich in der kurzen Zeit etwas verändert?

Frau Walter reicht mir freundlich die Hand: »Ich bin gerne gekommen ... mein Mann hat mir viel erzählt ... ich verstehe jetzt viel besser ... « – sie macht eine kleine Denkpause – » ... und mit dem tieferen Verstehen kann man auch leichter vergeben.«

Sie wollte wohl noch mehr sagen, doch ich falle ihr ins Wort: »Frau Walter, wissen Sie, dass Sie mit diesen Worten genau mit Buddha auf einer Linie liegen?«

Sie schaut mich erstaunt an: »Mit Buddha?« ... »Ja, denn Buddha hat gesagt, ›alles Unheil beruht nur auf Missverständnis‹. Also müssen wir doch versuchen, diese Missverständnisse auszuräumen durch Verstehen, dann muss doch alles gut werden.« ... Nun spricht Frau Walter weiter: »Ja, und dann kann man auch besser helfen, besser mithelfen, damit alles zu einem guten Ende kommt.«

Ach, dachte ich, ach, vor mir sitzt ein Engel, ein wirklicher Engel; so etwas gibt es. Meine Gefühle brechen durch: »Frau Walter«, sage ich, »Frau Walter, lassen Sie sich von mir umarmen.«

Herr Walter sucht nach seinem Taschentuch, sie reicht ihm ihres. »Nimm, Schatz, alles wird gut.«

Wie einfach doch alles wird, wenn ein Engel erscheint. Aus dem Chaos kann etwas Neues entstehen, wenn wir die Buddha-Worte tief in uns tragen, so wie dies auch jetzt Frau Walter ausgedrückt hat. Es ist so, wie schon 611 v. Christus Animaxander von Milet gesagt hat: ›Aus dem Chaos entsteht wieder etwas Neues, eine neue Ordnung‹. Also Missverständnisse durch Verstehen beseitigen, keine Angst vor dem Chaos haben.

Jetzt holt Herr Walter ein Buch aus seiner Anzugtasche: »Ich muss Ihnen etwas Unglaubliches erzählen. Gestern schlage ich wie durch einen Zufall ein Buch auf, wahllos, denn ich wollte eine kurze Wartezeit in meiner Firma überbrücken und las dies aus dem ›Steppenwolf‹ von Hermann Hesse: ›Nach einem schweren, traurig-müden Abend legte ich mich früh zu Bette, da begann ich zu fühlen, dass die Stunde eines lang verschobenen Kampfes unerbittlich gekommen war, dass alles Unterdrückte, an Ketten gelegte, Halbgebändigte in mir erbittert und drohend an den Fesseln zerrte.‹«

Er schlägt das Buch zu und steckt es wieder zurück in seine Anzugtasche. »Wie für mich geschrieben, Frau P.« ... »Ich gratuliere, Herr Walter, dies ist auch wieder ein kleines Wunder, wenn einem die richtigen Worte im richtigen Timing einfach zufallen. Ja, Hermann Hesse war auch ein Taucher, ein mutiger Taucher so wie Sie, und nur so konnte er für die Menschen diese Perlen von Wahrheit an die Oberfläche bringen. Aber diese seine Worte konnten Sie nur erreichen, weil Sie jetzt offen sind, Herr Walter.«

Dazu nickt Herr Walter, und sein Gesichtsausdruck ist sehr ernst. »Genauso ist es, Frau P., je tiefer die Verdrängung, umso größer die Isolation, Isolation zu sich und auch zu anderen. Kann man nicht auch sagen, Isolation ist gleichbedeutend mit Tod?« ...

»Was Sie da sagen, Herr Walter, stimmt überein mit einem Buch von Frederic Vester ›Denken für die Welt von morgen‹. Er sagt: ›Nur offene Systeme sind lebensfähig‹. Dazu gibt es auch ein herrlich humorvolles englisches Sprichwort, das heißt: ›Minds are like parachutes, they only function when open. – Der Geist ist wie ein Fallschirm, er funktioniert nur, wenn er sich öffnet.‹«

Aus Begeisterung haut sich Herr Walter aufs Knie. »Seh'n Sie, seh'n Sie, da haben wir es ja, genauso ist es.« ... Herrlich, wie lebendig er ist, muss ich denken.

»Aber jetzt, Herr Walter, fällt mir noch etwas ganz Besonderes ein.« ...

»Da bin ich aber gespannt, Frau P.« ...

»Ja, es heißt sogar, wenn die Membrane einer Zelle sich verhärtet, kann sie nicht mehr mit den anderen Zellen kommunizieren, und sie stirbt.«

Herr Walter lehnt sich auf seinem Stuhl weit zurück: »Oh, Frau P., wenn das so ist, dann ist das ja eine ganz tiefe Erkenntnis mit gewaltigen Folgen.« ... Er spricht weiter: »Lassen Sie mich darüber einmal weiter nachdenken, natürlich nur spekulativ. Es ist doch ganz klar: Bei zu großer Verdrängung verhärtet man auch, denn der Zugang zu den Gefühlen wird immer schwächer. Wie sieht das nun in unserem Organismus aus? Wenn wir tiefe Traumen gespeichert und verdrängt haben, so ist das doch auf unser ganzes System ein gewaltiger Druck. Druck muss ja irgendwo hingehen. Bei zu starkem Druck, nun, da explodiert der Kessel, und wenn nicht, so richtet dieser Druck aber doch irgendwie Schaden an, z.B. die Zelle verhärtet sich und muss sterben.«

Er schaut mich mit ganz wachen Augen an: »Darf ich weiter spekulieren, Frau P.?«

»Aber bitte, Herr Walter, so lange Sie mögen. Das ist ja alles hochinteressant.«

Er fährt fort:

»Ohne Kommunikation läuft in unserem Organismus nichts. Die Summe dieser Kommunikation in unserem Organismus ist mit Zahlen gar nicht auszudrücken. Jedes Organ muss mit anderen Organen kommunizieren, sozusagen Befehle austeilen. Allein im Gehirn laufen Kommunikationen in astronomischen Zahlengrößen, und so auch in den Zellen. Wie kommt es, dass sich Körperzellen aus biologisch noch immer ungeklärten Gründen plötzlich feindlich verhalten? Könnte es nicht sein, dass eine Zelle durch zu starken Druck eines psychischen Traumas verrückt wird und dann falsche Befehle gibt? Und falsche Befehle würden ein mehr oder weniger schlimmes Chaos im Organismus verursachen – Chaos gleich mehr oder weniger schlimme Erkrankungen, deren wahre Ursachen unerkannt bleiben.

Zwischen der Sichtbarwerdung, dem Erkennen eines Symptoms zur wirklichen Ursache der Entstehung liegt meist eine lange, lange Reise. Wenn ich nicht zum Ausgangspunkt zurückfinde, bleibt mir die wahre Ursache unbekannt. Wie kann dann eine Heilung erfolgen?« Und es heißt doch: wie innen, so außen. Werden nicht auch leider zu viele Menschen durch zu tiefe, unbewusste Traumen verrückt … ich erinnere an die psychiatrischen Anstalten, an die Gefängnisse? Wir müssen darüber nachdenken, ob nicht ganz schlimme, traumatische Vorgeschichten diese Menschen dorthin gebracht haben. Da sind doch Zusammenhänge, Frau P., die drängen sich einem doch direkt auf! Und meinetwegen, nehmen Sie mich als Beispiel, war ich nicht auch verrückt, verrückt durch diese schlimmen Gefühle, die mich« – er zeigt mit der Hand in irgendeine Richtung – »dorthin getrieben haben?«

Dieses Gespräch machte uns alle drei für längere Zeit ganz schweigsam. Jedes weitere Wort wäre ein Zuviel gewesen.

Eine große Ruhe geht von Frau Walter aus. Sie beginnt zu sprechen, indem sie wie zum Dank ihre Hände ineinander schließt: »Wie wahr sind doch die Buddha-Worte, Frau P., wie lauteten sie doch genau?« – »Alles Unheil beruht nur auf Missverständnis.« ... »Wie weise, Frau P., wie weise, wenn man die Worte tief begriffen hat. Dann löst sich beinahe wie von selbst das schlimmste Unheil.«

»Ja, das glaube ich auch. Nur, wir müssen dazu bereit sein oder, vorsichtiger ausgedrückt, bereit sein können.« ... Dazu nicken beide.

Die Worte des Buddha schienen Frau Walter viel zu bedeuten. Es war wohl so etwas wie im Märchen, wo man einen goldenen Schlüssel bekommt, mit dem sich wieder alle Türen öffnen lassen. In ihr waren Kopf und Herz in gutem Einklang. Sie war schön an Leib und Seele, und als sie so ganz schlicht darüber sprach, wie sie jetzt ihrem Mann auch helfen könnte, dachte ich, an ihr gemessen ist auch die beste Psychotherapie nur eine blasse Möglichkeit an Wiedergutmachung.

Die Liebe ist eben eine Himmelsmacht.

Es kommt nun zur Verabschiedung, ohne Festlegung eines neuen Termins. Ich bitte Herrn Walter, mir seine offene

Handfläche zu zeigen. Er tut es, und ich lege ihm einen kleinen, metallenen Käfer hinein. »Oh, ein Skarabäus«, sagt er sofort, »das ist ein sehr weises Tier, wissen Sie das?«

»Erzählen Sie, Herr Walter!« – »Nun, der Skarabäus lebt in Ägypten, und weil es dort so heiß ist, hat er eine Überlebensstrategie gefunden. Er legt seine Eier ... « – kleine Verzögerung – » ... in seinen Schitt, damit sie nicht austrocknen, und so ist das Weiterleben des Skarabäus gesichert.«

Nach einer kleinen Denkpause: »Aber sagen Sie mir, warum wollen Sie mir diesen Skarabäus schenken?«

Ich musste lachen – das Leben scheint es zu lieben, neben ernste Ereignisse und tiefe Gemütsbewegungen auch das Komische zu setzen: »Also nun erzähle ich Ihnen meine Geschichte, warum ich Ihnen einen Skarabäus mitgeben möchte. Diesen schmerzhaften, schlimmen, frühen Gefühlen gaben wir in Los Angeles, im Janov-Institut, einen ganz direkten, ja auch vulgären Namen. Wir nannten sie einfach Schitt.«

»Herrlich«, fällt mir Herr Walter ins Wort, »denn sie sind auch Schitt«, und noch eine Pointe oben drauf: »großer Schitt!«

Das löst herzhaftes Gelächter aus.

Also folgert Herr Walter messerscharf: »Aha, der Skarabäus soll mich erinnern, dass ich nicht weiter verdränge, sondern, damit es mir besser geht, ja, damit ich überhaupt überlebe wie der Skarabäus auch, ich in meinen Schitt gehe.«

»Genauso ist es. Tragen Sie ihn zur Erinnerung immer bei sich.«

»Ja, wenn man verdrängt, wird man unsensibel gegenüber seinen eigenen Gefühlen, aber auch gleichzeitig unsensibel gegenüber den Gefühlen anderer. Wenn es mit uns Menschen so weitergeht, kann man nur sagen: ›Zieht Euch warm an!‹«

Dazu nickt Frau Walter nur weise: »Ich verstehe, ich verstehe.« Und dann, nach einem tiefen Atemzug: »Fast die ganze Menschheit müsste in ihren ... Schitt ... « – sie lächelt – » ... gehen, sonst kommt die Liebe nicht in diese Welt.«

Mit diesen Worten verabschieden wir uns, ohne neue Terminfestlegung.

Ich hörte länger nichts vom Ehepaar Walter, doch plötzlich, ohne jede Voranmeldung, nach einem zarten Klingeldruck, standen beide vor meiner Tür. Man entschuldigte sich wegen dieser Überrumpelung, aber sie seien gerade in meiner Nähe gewesen, na ja und überhaupt hätten sie oft an mich gedacht und schon länger einen Besuch geplant.

Nun saßen wir uns wieder zu dritt gegenüber. Vor mir ein bunter, üppiger Blumenstrauß, den mir Herr Walter, noch bevor auch nur ein Wort zwischen uns gewechselt war, locker, mit einer gewissen Grandezza überreichte. Ich gab ihn weiter an seine Frau: »Nein, nein, Herr Walter, der gehört nicht mir!« ... Aber der Strauss kam wieder zu mir zurück.

Wortlos betrachteten wir uns einen kleinen Augenblick und fanden, dass wir alle drei eigentlich ganz gut aussahen. Dann stand ich auf und sagte: »Darauf müssen wir einen kleinen Drink nehmen.«

Herr Walter: »Sie brauchen nur die Gläser zu holen, ein Fläschchen haben wir schon mitgebracht.«

Nun saßen wir vor gefüllten Gläsern und freuten uns unseres Wiedersehens. Dabei bewegten sich unsere Gespräche an lockerer, leichter Oberfläche.

Doch dann, ohne Überbrückung, spreche ich Herrn Walter direkt an: »Sagen Sie mir, Herr Walter, wie geht es Ihnen?«

Er lehnt sich weit zurück und schaut mir gerade in die Augen: »Frau P., zunächst eine für mich wichtige Frage: Gibt es viele Menschen, die solche Verlassenheit wie ich erlebt haben und besser damit umgehen?« ...

»Herr Walter, jeder Mensch ist einmalig und so auch seine Lebensgeschichte. Es ist völlig falsch, wenn man eine mit der anderen vergleicht, auch wenn sie noch so ähnlich erscheint. So wie auch Ihr Daumen ähnlich vielen anderen Daumen ist, und doch gibt es ihn unter Milliarden von Menschen nur ein einziges Mal: Ihren Daumen. Es gibt in unserem Gehirn wohl so viele Konstellationen, wie es diese im ganzen Weltall gibt.

Und nun zum Verlassenheitsschmerz: Wenn kindliche Bedürfnisse unerfüllt bleiben, werden sie in Schmerz verwandelt. Es sind drei Bedürfnisse, die für ein Kind vom Anfang des Lebens erfüllt werden müssen, wenn es keinen tiefen Schaden erleiden soll, drei Bedürfnisse: Hautkontakt, Stimmkontakt, Blickkontakt. Diese drei zusammengefasst bedeuten Liebe. Der Schmerz, den wir empfinden, wenn wir uns ungeliebt oder unerwünscht fühlen, ist ebenso real wie ein erlebter, körperlicher Schmerz. ... Bei Ihrer großen Verlassenheit, Herr Walter, können wir davon ausgehen, dass das Bedürfnis nach Hautkontakt, Berührung nicht erfüllt wurde. Die Stärke des Schmerzes entspricht der Intensität des nicht erfüllten Bedürfnisses. Später im Leben wird dann nach einer symbolischen Ersatzbefriedigung gesucht, um damit Spannung im System abzubauen. Dies alles sind unbewusste Vorgänge. Wenn aber der Schmerz bewusst wird, erst dann kann der Verstand eingreifen, um Irrungen zu vermeiden. Der Organismus ist ein kompensierendes System, das den inneren Druck auszugleichen versucht, so gut es kann.«

Udo Walter sitzt zurückgelehnt mit geschlossenen Augen und – wie zur Erhöhung seiner Konzentration – die Fingerkuppen beider Hände fest gegeneinander gedrückt.

»Jetzt wird mir alles glasklar, und es wird noch klarer werden. Der Grund meiner Frage war, ein Schuldgefühl abzubauen.« ...

»Das, Herr Walter, können Sie endgültig in den Papierkorb werfen. Aber ich möchte noch etwas über Schuldgefühle sagen. Man kann natürlich nicht alles auf dieses eine, was ich sagen will, reduzieren, aber bei Ihnen kann ich ganz klar Folgendes sagen: ein Kind, das nicht geliebt wird, entwickelt ganz leicht Schuldgefühle, weil es unbewusst glaubt, es sei nicht wert, geliebt zu werden. Und dann versucht es, besser und besser zu werden, um damit doch noch die Liebe zu bekommen. Das impliziert Hoffnung, und ohne Hoffnung kann keiner leben. ... Habe ich mich verständlich ausgedrückt?« ...

»Vollkommen, Frau P., jetzt verstehe ich andere Dinge noch viel besser. Und nun noch eine Frage: Wenn meine Frau mal fort ist, dann weiß ich doch, dass sie bald wiederkommt. Wie ist es möglich, dass dann sofort das Gefühl der Verlassenheit hochschießt?«

»Ja, Herr Walter, weil ein tiefes Trauma aus vergangenen Zeiten sofort reaktiviert wird, wenn eine gleiche Situation in der Gegenwart erscheint. Das ist schon fatal. Wie werden Sie damit fertig?«

Spontan kommt seine Antwort: »Ich werde damit fertig. Ich habe ja jetzt einen geistigen Kompass. Ich weiß, dass da nur die Attrappe eines Löwen brüllt, ein altes Gefühl von vorgestern, aber ... ohne meine Frau ... «

Jetzt ergreift sie seine Hand. Dann spricht sie ganz langsam: »Schatz ... , du und ich ... , ich und du ... « – sie wartet ein paar Sekunden – » ... weiter sag' ich nichts dazu.«

Es ging mal wieder die Sonne auf. Darauf ließen wir die Gläser klingen. Und als wir uns schweigsam gegenüber saßen, spürte ich, dass Ilse Walter über etwas nachdachte, was sie gern zum Ausdruck bringen wollte. Dann kam es. Sie legte die Hand auf ihre Brust: »Wir und Sie, Sie und wir, schenkten uns 'ne goldne Vier. Dank dafür!«

Ihr Mann schaute sie von der Seite an: » ... ›'ne goldne Vier‹? Was ist das?«

»Schatz, Zahlen sind Symbole, und die Vier ist ein Mandala, ein Symbol für Ordnung und Symmetrie.«

»Ach«, sagt Udo Walter, »das waren schöne Dankesworte, ich schließe mich ihnen an. ... «

»Und das tue ich auch«, sage ich. »Die Begegnung mit Ihnen beiden wird mir unvergesslich bleiben.«

Plötzlich zeigt Udo Walter ein leicht erschrockenes Gesicht: »Einer hat gefehlt heute, einer hat gefehlt.« Dabei greift er in seine Hosentasche, zeigt seine Handfläche, darauf der Skarabäus. Jetzt hat seine Stimme beinahe etwas Heiliges: »Schatz«, – dann, nach kurzem Schweigen – » ... die goldene Vier!«

Wir nahmen Abschied mit einem abgerundeten, guten Gefühl und wussten, dass wir uns nicht aus den Augen verlieren würden.

Thomas – oder:
Wie könnte man den Mond abschießen?

Im Atemholen sind zweierlei Gnaden:
Die Luft einziehen,
sich ihrer entladen,
jenes bedrängt,
dieses erfrischt,
so wunderbar ist das Leben gemischt.

Du danke Gott, wenn er dich presst,
und danke ihm, wenn er dich wieder entlässt.

(Goethe)

Hier spricht Goethe von einem gesunden Atemrhythmus. Oh ja, dafür kann man dankbar sein. Es gibt auch einen gestörten Rhythmus, dann spricht man von Atemnot und Beklemmung. Es gibt den flachen Atem, auch Atemgymnastik, um zu einer Vertiefung zu gelangen.
  Man sagt auch: >Das hat mir den Atem verschlagen<.
  Ein anderer, sehr wichtiger Rhythmus ist der des Eindrucks und des Ausdrucks, eindrücken und ausdrücken wie einatmen und ausatmen. Ist dieser Rhythmus gestört, so wird zwangsläufig auch die Atmung betroffen werden.

Auch in jeder Nacht versucht der Traum auszudrücken, Eindrücke wieder auszudrücken. Eindrücke vielleicht von gestern

oder vorgestern, vielleicht aber auch aus fernster Vergangen-
heit; vielleicht vom Anfang unseres Lebens. Wer weiß es schon,
denn die Sprache des Traumes ist nicht mit dem Verstand zu
entschlüsseln. Sie drückt sich aus in Symbolen, in Bildern.

Und sie tut es immer wieder, jede Nacht, von Geburt bis zum
Tod. Ein ständiges Ringen um in Balance zu sein, mit sich und
seiner Umwelt, vielleicht auch Unbewusstes ins Bewusstsein
zu heben, Dunkles in Helles verwandeln, damit wir wachsen,
sehender werden, sehender nach innen, um das zu erkennen,
was in uns eingedrückt ist, und damit immer näher zum >Er-
kenne dich selbst< zu kommen.

Die Eindrücke tiefster körperlicher und seelischer Schmer-
zen finden ihren wirkungsvollsten Ausdruck im Weinen. Das
beweisen die in der Träne enthaltenen Stressfaktoren, die so-
genannten Catecholamine.

Und nun wieder Goethe, der sagt: >Die Träne fließt, die Erde
hat mich wieder<.

Doch kommen wir nun zu unserer zweiten, auch wieder im
Zeitraffer geschriebenen Geschichte. Und wollen wir sehen, ob
wir in dem therapeutischen Geschehen mit dem 16-jährigen
Thomas einen Rhythmus von Eindruck und Ausdruck wahr-
nehmen können.

Thomas wurde mir von der Jugendstrafanstalt zugewiesen.
Man sagte mir: Thomas ist ein wilder, zwanghafter Klauer,
und er hat sich jetzt auch auf das Knacken von Autos spe-
zialisiert.

Seine Vorgeschichte ist sehr traurig: die Mutter schon lange
tot, der Vater unzuverlässig – was sich zeigte im ständigen
Wechsel von Frauen, von denen keine für Thomas so etwas

wie eine Ersatzmutter sein konnte. Im Gegenteil, er wurde ständig ausgewiesen, mal hierhin, mal dahin, mal dorthin.

Aber immerhin hat er doch den Volkschulabschluss geschafft.

Nach einem zaghaften Klingeln öffne ich die Tür und stehe einem überschlanken, hochgewachsenen Thomas gegenüber.

»Schön, dass du gekommen bist, Thomas«, sage ich nur und reiche ihm meine Hand. ... Eine schlaffe, kraftlose Hand legt sich in die meine, meinen Blicken weicht er aus. ... So tritt er ins Haus und schließlich ins Zimmer, wo er unbeweglich in der Mitte des Raumes stehen bleibt, wie nicht wissend, wohin mit sich.

Ich erkläre ihm eine wenig den großen Spielraum, was man hier alles tun kann: Tischtennis spielen, kochen, schaukeln, Kaspertheater spielen, Trommel schlagen, usw. usw. Wir können miteinander sprechen, ja, er könne sich auch einfach auf die Couch legen und sich ausruhen.

Aber auf nichts geht er ein.

Es ist Abend und schon dunkel. Schließlich setzt er sich auf einen vor dem Fenster stehenden Stuhl und schaut in den dunklen Abendhimmel, aus dem ihn ein runder, voller Mond mit seiner bezwingenden Leuchtkraft in den Bann zieht. Er schweigt. Ich setze mich an seine Seite, auch schweigend. So vergeht viel Zeit, und ich denke, wie wird es weitergehen – aber nicht ich habe den Weg zu bestimmen. So heißt es warten. ... Schließlich spüre ich an seinem Gesichtsausdruck, dass ihn etwas sehr beschäftigt. Bis er schließlich, mit einer viel kraftvolleren Stimme als zuvor, sagt:

»Wie könnte man den Mond abschießen?«

Aber die Frage ist nicht an mich gerichtet, und so ist dies auch kein Anfang eines Dialoges zwischen ihm und mir. Im Gegenteil, Wände scheinen sich zwischen uns aufzurichten. Er bleibt ganz im Monolog, wird immer fanatischer im Suchen nach möglichen Wegen, wie man den Mond abschießen könne.

Wäre es jetzt sinnvoll, die Frage zu stellen: »Aber warum willst du denn den Mond abschießen?«, wenn man weiß, dass er die Antwort nicht wissen kann? Dann muss man wissen, dass man die Frage auch nicht stellen darf.

Denn Thomas versucht, ganz von außen, von der Peripherie, vom Unbewussten, sich in seine Mitte, in sein Bewusstsein (hoffentlich) auszudrücken, sich von Affekten, heftigen Gemütsbewegungen zu befreien, indem er sie ins Weltall schleudert, zum Mond. Der ist weit weg, also ein beinahe risikoloses Unternehmen.

Und dabei bleibt er, Abend für Abend, immer präziser werdend, bis schließlich die große Lampe am Himmel erloschen ist. Danach scheint er wie in sich zusammengesunken in Passivität und Traurigkeit. Erschreckend die Erstarrung seines Körpers, ganz im Gegensatz zu seinen Händen, die voller Unruhe in ständiger, zielloser Bewegung sind. ›Gefangen im Schmerz‹, so könnte man in kurzen Worten seinen Zustand beschreiben.

Auch das Gedicht von Rainer Maria Rilke kommt mir in den Sinn, ›Der Panther‹:

> › ... *der vom Vorübergehen der Stäbe nichts mehr hält,*
> *ihm ist, als ob es tausend Stäbe gäbe*
> *und hinter tausend Stäben keine Welt.*‹

Tiefe Hoffnungslosigkeit wie die des gefangenen Panthers geht auch von Thomas aus.

Ich fühle mich etwas hilflos, alle kleinen Versuche, etwas Kontakt mit ihm zu bekommen, scheitern. Blickkontakt ist gar nicht möglich. Ich frage mich, ob er überhaupt weiß, wie ich aussehe?

Hin und wieder frage ich nach seinen Träumen. Er erinnert sich, dass er fast immer von langen Wegen träume. Ja, und im letzten Traum hat er in weiter Ferne Häuser gesehen, aus deren Fenstern richtige Leuchtstrahlen auf den Weg gefallen sind. Auf dieses leuchtende Ziel hat er sich dann konzentriert, obwohl sein rechtes Bein immer so gequietscht hat wie ein künstliches Bein, aber es ist doch sein richtiges Bein gewesen. Aber als er dann zu den Häusern gekommen ist, hat er festgestellt, dass das alle sehr komische Häuser sind, denn sie haben alle keine Türen.

Also fährt er fort: »Häuser ohne Türen, das war komisch.«

Ich frage ihn: »«Und wie fühlst du dich, nach so langen Wegen vor Häusern ohne Türen zu stehen?«

Er verzieht keine Miene: »Gar nichts ... es waren eben komische Häuser« ...

»Du warst kein bisschen traurig oder enttäuscht? Und dein quietschendes Bein hätte doch wohl etwas Ruhe gebraucht.«

Er verzieht keine Miene, hebt die Schultern, also mit dieser Frage kann er nichts anfangen.

Aha, denke ich, Gefühle sind nicht einmal im Traum erlaubt. Um diesen Gletscher zum Schmelzen zu bringen, braucht er viel Sonnenschein.

Eines Abends unterbricht er unsere Schweigephase und geht ziellos durch den Raum. Meine Blicke folgen ihm. Er fasst mal dieses, mal jenes an, dann beschäftigt ihn ein großer Handwerkskasten, voll von vielen Dingen. Er nimmt mal dieses, mal jenes in die Hand, dann kommt er zu mir mit einer Blechdose und einem Draht. ... Heute erscheint er mir besonders traurig. Schließlich beginnt er mit großer Intensität den Draht zusammenzudrücken und dann in die Dose zu pressen. Er drückt den Deckel drauf und sagt zu mir: »Die muss jetzt ganz fest zugelötet werden.«

Es ist deutlich fühlbar, dass ihm das Zulöten der Dose sehr wichtig ist. Dafür habe ich aber keine Möglichkeit. Dann fällt mir ein, dass gutes Klebeband den gleichen Zweck erfüllen würde. Also gebe ich ihm reichlich davon. Mit Hingabe beginnt er nun, die Dose zuzukleben, erst viele Male rundherum um den Deckel, dann von oben nach unten, von unten nach oben, kreuz und quer, um dann schließlich sagen zu können: »So, die ist jetzt ganz dicht. Da kommt nichts rein und nichts raus.«

Als ich ihn in seinem Tun so beobachte, wie er in seiner Traurigkeit und doch mit voller Konzentration versucht, die Dose mit dem eingedrückten Draht hermetisch abzuschließen, verschwindet meine Hilflosigkeit. Nein, es sind keine Wände zwischen uns, wir sind in einem Dialog, in einem sehr tiefen. Thomas spricht zu mir in einer Traumsprache, die sich nur in symbolischen Bildern ausdrückt und die aus fernster Vergangenheit, aus dem Unbewussten kommt. Ich denke an die Büchse der Pandora und an die Dose; ist sie nicht ein weibliches Symbol? ... Wird Thomas von seiner Traurigkeit in eine tiefe Regression getrieben? Warum muss die Dose mit dem eingedrückten Draht unbedingt zugelötet werden? Steht sie für ihn symbolisch etwa für den Mutterleib? Möchte er dahin fliehen, in die erste Geborgenheit, dann aber auch gar nicht geboren werden, weg aus dieser Welt, die für ihn nur Angst, Bedrohung, Verlassenheit bereithält? Noch weiß er nicht, warum er seine Gefühle in dieser Symbolik zum Ausdruck bringt. Aber wenn die Bewusstseinsfähigkeit allmählich zunimmt, wenn er näher zu seiner Wahrheit kommt, werden diese Verschlüsselungen abnehmen. Dann kommt mehr Klarheit. Abwarten. ...

Eines Abends beginnt er seine Therapiestunde mit einem Paukenschlag. Er holt sich ein großes Stück rote Kreide, geht zur Wandtafel und schreibt darauf mit großen Buchstaben: S A U .
Donnerwetter!
Ich schaue mir diese drei Buchstaben etwas länger mit unbewegtem Ausdruck an, aber er hat sich schon abgewendet. Das war wie ein Signal: kein Kommentar!
Dann geht er zur Kasperbude, nimmt mal diese, mal jene Figur in die Hände, schließlich die Gretchenpuppe, aber schon nach einem kurzen Augenblick der Betrachtung knallt er sie ziemlich hart in eine Ecke. Dann beginnt er, mir etwas zu erzählen:
Als kleiner Junge sei er oft fortgelaufen zu einem Bach, wo Enten herumliefen. Und, ohne mit der Wimper zu zucken, sagt er: »Denen habe ich manchmal den Hals umgedreht.«
Ich denke: Will er mir etwas beichten, etwas, was er doch bereut, oder will er mich nur testen, wie ich dazu stehe, oder aber will er mich attackieren, wie mit der Sau?
Alles sind hier weibliche Symbole: die Sau, die Gretchen-

puppe, die Dose und sogar der Mond, Frau Luna. Ja, und seine Therapeutin ist auch weiblich. Mal sehen, wie es weitergeht.

Thomas interessiert sich für Tischtennis. Er nimmt den Schläger und lässt den Ball darauf immer in die Luft springen. Ich frage ihn. »Hast du Lust, mit mir zu spielen?«
Ja, darauf geht er ein. Aber sehr schnell wird aus diesem Spiel etwas völlig anderes. Es wird von Seiten Thomas ein Bombardement. Ich habe gut pariert, aber als er dann die Bälle gar nicht mehr auf die andere Seite der Tischplatte schlägt, sondern mir frontal entgegen, legte ich meinen Schläger auf den Tisch und sage zu ihm:
»Thomas, was ist los?« ... Und dann noch einmal, sehr ruhig fragend: »Thomas?«
Jetzt bricht er förmlich in sich zusammen, lässt sich auf einen Stuhl fallen, den Kopf mit den Händen stützend. Mein Gott, vor einer halben Minute sah ich vor mir noch einen kraftvollen Thomas, der mir die Bälle nur so entgegenknallte, und jetzt – ein hilfloses, verzweifeltes Kind. – Sein ganzer Körper bebt, und dann kommt die angstvolle Frage, aber ohne mich anzuschauen:
»Und jetzt schmeißen Sie mich raus?«
In mir läuft ein Film ab in Blitzeseile, ein Kurzfilm seines bisherigen Lebens: Mutter gleich nach der Geburt gestorben; danach von den drei Frauen des Vaters (und ich spreche jetzt mit Thomas eigenen Worten) immer rausgeschmissen, und jetzt schließlich gelandet in einer Jugendstrafanstalt!
Ob das das richtige Wort ist, denke ich so ganz schnell nebenher, ›Strafanstalt‹. Strafe ... war nicht sein kurzes Leben ein einziger, ununterbrochener Strafvollzug?

Ich beruhige ihn zunächst: »Thomas, du wirst nie von mir rausgeschmissen.« Ich fasse ihn bei der Hand und bitte ihn, sich auf die Couch zu legen. Dann decke ich ihn zu und setze mich an seine Seite. Ich denke, jetzt nur gute Fragen stellen, denn nur durch sie kann er seine eigenen Antworten finden. Nach einer Weile hebt er die Decke leicht an, ja, und er schaut mich sogar an: »Das hat noch keiner für mich getan.« Ich lege nur leicht meine Hand auf seine Schulter, und so sitzen wir wortlos nebeneinander. Aber meine Gedanken kreisen.

Er wurde also immer ›rausgeschmissen‹. Davor muss er große Angst haben. Aber warum hat er mir diese Entengeschichte erzählt? ... Wenn er so etwas Schlimmes getan hat, ist doch die Gefahr groß, bestraft, also wieder rausgeschmissen zu werden? Warum also diese Geschichte?

Ich frage ihn direkt. Er zögert mit der Antwort. Dann, sehr leise:

»Die ist nicht wahr, diese Geschichte.« ...

»Nicht wahr?« frage ich ganz erstaunt, »da freue ich mich aber. Doch warum hast du sie denn erzählt? Du machst dich damit ja absichtlich schlecht, warum denn das? Thomas, warum das?«

Er schüttelt den Kopf: »Weiß ich nicht.«

Wie tief gestört ist doch dieser Junge, in seinem Verhalten völlig unbewusst und teilweise sogar paradox.

Jetzt zeige ich auf die drei Buchstaben an der Tafel: S A U .

»Und warum hast du das geschrieben, Thomas?«

Er schüttelt nur mit dem Kopf.

»Weißt du es nicht?«, frage ich leise. ... »Nein, weiß ich nicht.«

Nun hole ich ihm die in die Ecke geworfene Gretchen-puppe.

»Und warum hast du die so schlimm behandelt?«

Sein Gesicht ist ohne jeden Ausdruck. Leer, bleich, einfach leblos. Und ich war darauf vorbereitet, dass er wieder kopfschüttelnd verneint. Ich nehme es ihm ab, er weiß es nicht. Er ist, wie man im Volksmund sagt, blind vor Wut. Er gleicht, mit Hesses Worten, führerlosen Blinden, denn er ist sich nicht einmal dieser schlimmen Wutgefühle bewusst.

Traumatisierungen aus frühester Zeit vernebeln das Denken. Es heißt auch: ›Angst macht dumm‹, aber das ist sehr negativ ausgedrückt. Richtig ist, das Denkvermögen ist vergewaltigt von zu großer Angst und darum zum eigenständigen Denken nicht mehr fähig.

Was kann man da tun?

Intellektuelle Klugheiten zu sagen, hat hier keinen Sinn. Ich hole ein Paar Boxhandschuhe und ziehe sie ihm über die Hände. Das bewirkt bei ihm schon einen leicht veränderten Gesichtsausdruck. Dann bitte ich ihn, mit mir zum Punchingball zu gehen. Völlig steif steht er davor, ich bin die erste, die einmal, zweimal, dreimal zuschlägt, dann gehe ich auf meinen Platz.

Es dauert gar nicht so lange, da kommen von Thomas die ersten, leichten Schläge, aber langsam stärker werdend, dann schneller, und schließlich werden sie wie ein Trommelfeuer. Was für eine gewaltige Wut sich hier ausdrückt. Und er nimmt sich seine Zeit.

Und ich muss mit Goethe denken: ›Die Geister die ich rief, werd' ich nicht wieder los‹.

Aber nein, ich habe keine Sorge, im Gegenteil, ich bin

erleichtert, habe ein gutes Gefühl, dass ein dicker Knoten zerschlagen worden ist.

Sich seiner Gefühle bewusst zu werden und sie dann zu den Ursprüngen zurückzuführen, das ist der Weg, die bestmögliche Korrektur eines verfehlten Lebensweges. Ein schwerer Weg, der viel Mut und auch Einsichtsfähigkeit voraussetzt. Dies ist kein intellektueller Prozess, sondern er muss auf der Gefühlsebene ablaufen. Das bedeutet, der Schmerz muss wiedererlebt werden, um dann erst von der Verstandesebene begriffen und der Vergangenheit zugewiesen zu werden.

Wenn das gelingt, wird Thomas wieder fähig, in der Gegenwart zu leben. Aber es ist schwer, vorauszusagen, ob man diese frühen Erinnerungs- oder auch Phantomschmerzen ganz auflösen kann.

Das Trommelfeuer wird schwächer und hört nach einigen, kaum noch hörbaren Schlägen ganz auf. Er wischt sich den Schweiß von der Stirn und legt sich dann wieder auf die Couch. Das finde ich gut. Er entscheidet selbst über sein Tun und Lassen.

Ich unterbreche eine sehr lange Schweigepause und sage: »Das war gut, Thomas, das musst du weiter so tun. Und wenn du magst, sollten wir darüber sprechen, und du wirst langsam sehen, dass diese schlimmen Gefühle aus der Vergangenheit sind, sozusagen Schnee von gestern, und in der Gegenwart nichts mehr zu suchen haben. Gegenwart und Vergangenheit kannst du dann trennen.«

Aber für Thomas rede ich schon zu viel, und als ich ihn frage: »Hast du das verstanden?«, nickt er nur halbherzig.

Aber das macht nichts. Auch eine nur halb geahnte Wahrheit verfehlt im Unbewussten nicht ihre Wirkung.

Der Punchingball wird von nun an zur Zielscheibe von Thomas. Schon beim Überziehen der Boxhandschuhe verwandelt sich sein Gesichtsausdruck, er erscheint mir lebendiger, und wenn seine Fäuste gegen den Punchingball fliegen, erfahre ich aus kurzen Wortfetzen, wovon seine Seele sich zu befreien sucht: Es geht immer gegen die drei Frauen seines Vaters.

Es sind die schlimmen Erlebnisse mit ihnen. Er spricht von vielen Strafen, von Ohren umdrehen, an den Haaren ziehen, Ohrfeigen, eingeschlossen werden und dann immer rausgeschmissen.

Natürlich ist es gut, wenn er jetzt seine Wutgefühle heraussetzt, aber das ist noch lange nicht alles. Das Ausdrücken von Traurigkeit ist genau so wichtig. Wut ist gewöhnlich eine Verkleidung von nicht erfüllten Bedürfnissen. Liebe ist das Zauberwort, besonders in der entscheidenden Phase des Lebens. Diese sind: die embryonale Phase, Geburt, Säuglingszeit und frühe Kindheit, wobei die früheste Zeit von besonderer Valenz ist.

Aber es braucht Zeit, bis Thomas zu diesen tiefen Gefühlen findet. Schmerz darf man nicht wachrufen, bevor er an der Reihe ist.

Ganz deutlich sind der Kontakt und das Vertrauen zu mir stärker geworden. Ich habe mich sehr bemüht, Augenkontakt zu ihm herzustellen, denn die Augensprache ist wohl die sensibelste und kann nicht täuschen. Lügen kann man nur mit dem Wort. Es gibt ja auch den bekannten Ausspruch:

›Wenn Blicke töten könnten‹, oder positiv: ›Ich hab' dir zu tief in die Augen geseh'n, und nun hat mein Herz keine Ruh'. Oder auch: ›In deinen Augen steht es geschrieben, was mir dein Mund verborgen hält‹. Egal wie diese einfachen Worte verschieden auf uns wirken, der Volksmund trifft mit seinen Aussagen immer direkt den Kern. So auch ›Der ist nicht mehr ganz dicht‹.

Wenn bei Menschen unbewusste Gefühle durchbrechen und den Verstand überfluten, der dann verwirrt werden kann, dann ist in ihm ›etwas nicht mehr dicht‹, weil die Abwehrmechanismen, die wie Schutzwälle wirken, das Unterbewusstsein nicht mehr vom Bewusstsein trennen können.

So wird unsere Augensprache zu einem wichtigen Bestandteil unseres Miteinanders. Nun gibt es eine Schiene, auf der man gute Gefühle zu ihm transportieren kann, die er so dringend zur Umorientierung seiner Persönlichkeit braucht.

Einmal habe ich mich sehr gefreut. Da sagte er zu mir: »Heute haben wir uns noch nicht so richtig in die Augen gesehen.«

Bevor ich jetzt die nächste kleine Geschichte von Thomas schreibe, möchte ich den Leser bitten (sofern er bis hierher gekommen ist), zunächst tief durchzuatmen (das tue ich jetzt auch), denn diese Geschichte trifft ins Herz. Aber, um das gleich vorweg zu nehmen, sie trägt in sich auch etwas sehr Positives.

Wie aus dem Nichts heraus – denn es sind keine Gespräche vorausgegangen – legt Thomas vor mir die Hände auf den

Tisch und sagt: »Wenn ich die nicht gehabt hätte, wäre alles nicht so schlimm geworden.«

Oh mein Gott, danach muss man sich erst einmal wieder sammeln. Dann reagiere ich ganz aus dem Gefühl heraus, nehme liebevoll seine beiden Hände, schaue ihn länger an: »Thomas, alles wird gut, glaube mir, alles wird gut, und mit diesen Händen wirst du noch viel Gutes tun.«

Dann fällt mir das sehr Positive dieser Geschichte ein: Bisher gab es keine Gespräche über sein Stehlen. Wozu auch, eine klare Antwort hätte er mir noch nicht geben können, da er meine Fragen als moralisierend missverstanden hätte, und das hilft ihm überhaupt nicht weiter.

In dieser Geschichte aber liegt ein erstes Zeichen von tiefem Bereuen, ganz aus sich selbst heraus, ohne von außen dazu angestoßen zu sein. Und das ist das Entscheidende. Wenn ihm nun noch bewusst wird, warum, aus welchen Gründen heraus er zum Stehlen von innen her getrieben war, dann besteht die berechtigte Hoffnung, dass er von diesen inneren Zwängen befreit wird. Da kann man nur die Hände falten und weiter um Hilfe bitten.

Es sei noch einmal daran erinnert, das alles im >Zeitraffer< geschrieben wird und dass wir aus diesen Geschichten die tiefere Antwort des Buchtitels finden wollen: Gegenwart, was ist das?

Heute macht Thomas auf mich einen besonneneren Eindruck. Er hat sich ganz still auf ein Schaukelpferd gesetzt, sein Gesichtsausdruck ist viel sanfter, aber auch lebendiger geworden. Oder liegt es daran, dass die Augenlider mit den dicken, schwarzen Wimpern nicht mehr so schlaff herunterhängend die Hälfte seiner Augen bedecken, sondern jetzt in natürlichem Auf und Ab den Blick in die Welt freigeben?

Thomas schaukelt also auf seinem Holzpferdchen hin und her und her und hin. Ich habe im Laufe der Zeit einen guten Instinkt für seine inneren Vorgänge entwickelt und spüre sehr deutlich, wann sich etwas sehr Wichtiges von innen nach außen drängen will. So ist es auch jetzt.

Thomas beginnt zu sprechen: »Ich habe vor langer Zeit einmal eine Geschichte gelesen ... « – er macht eine kleine Pause, dann fährt er mit schleppender Stimme fort – » ... eine Geschichte, die ich nie vergessen kann.« ...

»Erzähle, Thomas.« ...

Er schaut mich länger an, bevor er beginnt: »Da war eine Elefantenmutter und ein Elefantenbaby. Das Baby hat immer versucht, Milch von der Mutter zu bekommen, aber es kam nichts ... » –

»Nun, Thomas?«

Mit einem tiefen Atemzug: »Die Mutter war tot!«

Und dann, nach einer kurzen Pause: »Und dann ist das Baby in den Dschungel gelaufen.« ...

»Oh«, sage ich, beinahe flüsternd, »eine traurige Geschichte ... «

Wir halten länger Blickkontakt, in seinen Augen liegt abgrundtiefe Traurigkeit, doch dann konfrontiere ich ihn noch einmal mit seiner Geschichte: »Thomas«, sage ich, »und weil dieses die Geschichte deines Lebens ist, kannst du sie auch nicht vergessen.

Mehr brauche ich nicht zu sagen. Schmerz verkrümmt seinen ganzen Körper, dann wirft er sich auf die Couch und weint und weint, bitterlich.

Jetzt hat er zum ersten Mal – mit Bewusstsein – zu seiner inneren Realität gefunden, genauer gesagt zum tiefsten Schmerz seiner trostlosen, an Liebe leeren Kindheit, deren Hoffnungslosigkeit gleich am ersten Tag seines Lebens mit dem Tod der Mutter begann. Das war der Anfang seiner Lebensreise, er saß im falschen Zug, orientierungslos, ohne Ausstiegsmöglichkeit.

Da gibt es nur eine Rettung: wieder zum Anfang zurückzufahren und dann mit neuer Erkenntnis den richtigen Zug für einen Neuanfang seiner Reise zu wählen. Dieser Prozess erfordert Mut und kann nicht an einem Tage geleistet werden. Er braucht Zeit, Zeit, viel Zeit.

Ein Kind, das in den ersten Lebensstunden von seiner Mutter getrennt wird, leidet unter katastrophaler Einsamkeit. Gleichzeitig muss auch seine Lebensgeschichte in Thomas einen Schmerz der Hoffnungslosigkeit, niemals geliebt worden zu sein, aktivieren.

Unsere Fähigkeit, Dinge auszuhalten, ist begrenzt. Schmerz mobilisiert unser System wie nichts anderes. Um zu überleben und emotionalen Schmerz zu verdrängen, muss unser System eine morphinähnliche Substanz erzeugen. Und wenn Verdrängung gelungen ist, dann ist die Katastrophe schwer umzukehren.

Wenn wir zu erfrieren beginnen, haben wir Schmerzen. Wenn der Schmerz zu viel wird, werden wir taub und spüren nichts mehr. Wenn wir wieder auftauen und zu fühlen beginnen, haben wir erneut Schmerzen. Das ist das Paradigma für emotionalen Schmerz.

Doch zurück zu Thomas.

Ich frage ihn, ob er schon einmal im Zoo gewesen sei. Mit Kopfschütteln kommt die Antwort: »Nein, noch

nie.« ... »Hast du Lust zu einem gemeinsamen Zoobesuch?« ... Spontan kommt die Antwort: »Grosse
Lust.« ... Also gehen wir gemeinsam in den Zoo, und natürlich zuerst zu den Elefanten.

Vor dem Gehege steht eine Bank, und wir setzen uns zunächst darauf. Das ist nötig, denn die Begegnung mit diesen
Tieren ist für Thomas die Begegnung mit einer alten, aber
noch immer tiefgreifenden Geschichte. Und als wir nach
längerer Betrachtung dieser gewaltigen Tiere auch noch erleben, wie sich ein Kleines an den starken, säulenhaften Beinen
seiner Mutter Schutz suchend anlehnt, sagt Thomas: »Und
nie werde ich eine Mutter haben.«

Ja, das ist das Drama früher gespeicherter, katastrophaler
Schmerzen, dass sie sofort in die Gegenwart zurückgerufen
und reaktiviert werden, wenn ein im Gefühl ähnliches ne-
gatives oder auch positives Erlebnis erscheint. Um nicht das
ganze Leben Gefangener seiner alten Geschichte zu bleiben,
muss man dann für längere Zeit eintauchen in dieses Gefühl,
um wissender wieder auftauchen zu können.

Thomas kann jetzt seinen Schmerz ausdrücken. Leicht an
mich gelehnt beginnt er, leise zu schluchzen, wie dies auch
die Kinder tun, wenn sie tief geweint haben, um ihre Atmung wieder ins Gleichgewicht zu bringen.

Was sollte ich ihm sagen? Hoffnungslosigkeit schreit nach
Hoffnung, und so sage ich ihm:

»Ach Thomas, wir Menschen können auch alle füreinan-
der Bruder und Schwester, oder auch Vater und Mutter sein,
wenn wir uns nur lieb haben.«

Im wahrsten Sinne des Wortes entsteht jetzt ein langer,
von tiefem Erstaunen erfüllter Augen-Blick, der mich sehen
lässt – da ist etwas Neues entstanden, wieder entstanden,

eine zarte, kindliche Gläubigkeit –, und als er vorsichtig, zögernd, jedes Wort nur langsam hergebend, mich fragt:

»Und ... Sie ... haben ... mich ... « Ich falle ihm ins Wort: »sehr lieb, Thomas.«

Da legt er mutig seine Hand in meine, und es ist mir, als könne er wieder von einer Sprosse höher in die Welt schauen.

Alles braucht seine Zeit, wie einatmen und ausatmen, eindrücken und ausdrücken.

Wir lassen uns viel Zeit und schlendern noch lange über das Zoogelände. Die Streichelwiese wird für ihn ein weiteres, großes Erlebnis, eine so positive Erfahrung des Gebens und Nehmens. Er streichelt die Tiere, und diese, wie zum Dank, lecken seine Hand. Leib und Seele fühlen sich berührt.

Alles nur winzig, winzig kleine Dinge, könnte man auch sagen, nicht sichtbar, nicht fühlbar, nicht hörbar, und doch sind diese kleinen Momente von so elementarer Bedeutung, dass man mit der Sprache eines Physikers sagen könnte: Sie sind so etwas wie ein Quantensprung seiner Seele.

(Vergessen Sie bitte nicht, lieber Leser, diese wahren Geschichten sind im Zeitraffer geschrieben.)

Nach diesem Zoobesuch verlegen wir unsere folgenden, aber nicht mehr vielen Therapiestunden in dieses für Thomas sehr motivierende, lebendige Naturgebiet. Und das bringt Thomas wieder viele Schritte weiter.

Ein junger Mann, wohl ein Tierpfleger, geht an uns vorbei, schwer beladen, seine Fracht teils auf dem Rücken, teils mit der Schiebkarre befördernd. Ich sage spontan zu

Thomas: »Geh' doch mal zu ihm und frag, ob du helfen kannst.« ... Das kostet ihn schon ein wenig Überwindung. Allein einen anderen Menschen anzusprechen ist für Thomas schon viel. Aber er tut es. Und strahlt übers ganze Gesicht, als eine so freundliche Reaktion zurückkommt: »Du willst mir helfen? Das ist aber sehr freundlich.« Er reicht Thomas seine Hand: »Ich heiße Manfred, und du?« ... »Ich heiße Thomas.« ... »Na ja, Thomas, dann schieb mal die Karre, wir müssen ins Affenhaus, da ist immer viel los.«

Als beide dorthin marschieren, beladen mit schwerem Gepäck und einem lebendigen Ziel vor Augen, ist mir völlig klar, dass hier entscheidende Hilfen aus fernen Welten zu Thomas gekommen sind. Die Entwicklung, die aus dieser Begegnung entstanden ist, lässt an diesem Gedanken auch keinerlei Zweifel zu.

So fährt Thomas jetzt jeden Tag zum Helfen in den Zoo, zu, wie er strahlend sagt, ›meinem Freund Manfred‹.

Als mehrere Monate vergangen sind, kommt er eines Tages völlig überraschend zu mir, klingelt stürmisch. Wir stehen uns gegenüber, und sofort platzt es heraus: »Es ist was Tolles passiert, Frau P.! Mein Freund Manfred hat mich gefragt, ob ich eine freigewordene Lehrstelle als Tierpfleger antreten will. Denken Sie nur, das hat mich mein Freund Manfred gefragt!« ...

»Herzlichen Glückwunsch, Thomas. Und was hast du gesagt?«

»Gar nichts. Ich bin ihm nur um den Hals gefallen und habe vor Freude geweint. Das hat er auch verstanden. Und schon nächste Woche kann ich anfangen, richtig mit Vertrag.« ...

»Thomas«, kann ich nur sagen und nehme seine beiden Hände, und er schaut mich strahlend an:

»Ich sehe, wie Sie sich mit mir freuen!« ...

»Das tue ich wirklich, Thomas, und all die vielen Tiere, wie werden die sich immer auf dich freuen.«

Dazu nickt er nachdenklich: »Ja, aber ich muss auch noch viel lernen, denn die Tiere, ja, die muss man auch gut verstehen. Aber da wird mir mein Freund Manfred schon helfen.«

Als er geht, schaue ich ihm länger nach. Ja, denke ich, nach Irrungen und Wirrungen ein neuer Anfang.

Hat ein heimatloses, ungeliebtes Kind einen sicheren Platz in dieser Welt gefunden?

Ohne Hoffnung geht es nicht. Und ich hoffe es. Sogar sehr. Und die Tierwelt scheint mir ein gutes Sprungbrett in eine wieder mögliche Beziehung zu den Menschen zu sein.

Die Kontinuität von der erinnerten Geschichte des Elefantenbabys über seine eigene, dann die Zoo-Erlebnisse bis zum Tierpfleger ist für mich ein Wunder, wie es uns oftmals im Leben begegnet.

Nina – oder:
Ach wie gut dass niemand weiß … !

Kommen wir nun zur dritten Geschichte. Man kann sie auch einen Krimi nennen, denn es gibt keinen Krimi ohne Mord. ... Aber um diesen Krimi aufzudecken, helfen weder Spürhunde noch die besten Detektive. ... Die Spurensuche führt hier durch tiefste Dunkelheit.
Aber hören wir zunächst, was uns Nina zu sagen hat.

Nina ist 18 Jahre alt. Sie ist ein so schönes Mädchen, dass man sie länger anschauen muss. Um sie zu beschreiben, möchte ich auch lieber das Wort ›Antlitz‹ wählen, in dem durch einen begnadeten Schöpfungsakt alles so harmonisch zueinander gefügt ist: die hohe Stirn, darunter zwar traurige, aber zugleich strahlend tiefblaue Augen, eine klar geformte Nase und einen stillen, schönen Mund. Die blonden Haare sind in einem fülligen Knoten zusammengehalten. Mein erster Eindruck von ihr war: Hier wird ein ernstes Leben ernst erlebt und ertragen.

Nina beginnt: »Ich komme gerade von einem Gynäkologen.« ... Ich versuche, sie im Gespräch zu halten: »Und warum warst du da, Nina?« ... Sie berichtet: »Ich habe seit dreieinhalb Jahren meine monatliche Menses verloren. Man gab mir Progynon- und Proluton-Spritzen, aber die haben nur ganz kurz geholfen. Nun bin ich zu diesem

Arzt gegangen ... .« – »Und was meinte der, Nina?« – Ein kleiner Seufzer – »Er meinte, am besten würde eine gute Sexualität helfen ... « – sie stockt, dann zögernd – » ... und er ... ach, ... « – leicht verärgert – » ... ich gehe sowieso nicht wieder zu ihm.«

Dazu kann ich nur schweigend mit dem Kopf nicken. Dann erkundige ich mich, ob sie vor dem Ausfall der Menses traurige oder schockierende Erlebnisse gehabt habe. Sie verneint. Ich frage weiter: »Hast du noch andere körperliche Symptome?« ... Sie braucht nicht lange nachzudenken: »Ja. Ich habe sehr schwere Verdauungsstörungen, schon mein ganzes Leben lang. Ich esse hauptsächlich Kurpflaumen und Leinsamen, alles, was die Verdauung fördern soll, und wenn das nicht hilft, dann bekomme ich so eine Colontherapie, wobei viel Wasser den Darm durchspült.« Sie winkt ab. »Ich war auch schon bei einigen Ärzten, aber es konnte keiner helfen.«

Ich lege meine Hand auf ihr Zwerchfell: »Du hast eine sehr flache Atmung, Nina, da bewegt sich kaum etwas.« – »Ja«, fällt sie mir ins Wort, »ich habe manchmal das Gefühl, überhaupt nicht mehr zu atmen, ich muss mich oft richtig zum Atmen zwingen.« –

Es tritt eine kleine Schweigepause ein. Dann sage ich sehr langsam: »Festhalten, Nina ... du musst festhalten. Die Verdauung, die Atmung.« ... Nun fällt ihr spontan dazu ein, dass sie alles, was ihr gehöre, auf Listen festhalten müsse – ein tiefer Seufzer –, auf endlos langen Listen. Das sei qualvoll. Und dann ein mühsames Lächeln: »Ein Tick von mir.« – »Und ein Zwang, Nina", füge ich hinzu, »ein unbewusster Zwang, um damit unbewusste Ängste zu bewältigen.«

Mir fällt ein ganz schmales Goldkettchen in einer meiner Schubladen ein. Ich lege es um ihr Handgelenk. Erstaunte Augen schauen mich an. – »Sieh, Nina, das ist wieder ein kleines Geschenk, das nun dir gehört. Ich bin sicher, du hast die Kraft, dieses nicht aufzulisten, und damit wirst du einen quälenden Zwang durchbrochen haben, und das macht dich ... nun, warten wir es ab, du wirst mir in einigen Wochen berichten.«

Mit einem plötzlich aufglühenden Blick und einer raschen Geste hat sie das Kettchen berührt: »Es ist mir ein kostbares Geschenk, danke.« Und dann, in einer Bemerkung, die gute Verstandeskräfte erkennen lassen: »Jedes Loslassen wird zu mehr Freiheit führen. Die Aufgabe, die Sie mir damit gegeben haben, werde ich ... « – und nun ballt sie ein wenig die Hände zusammen – » ... werde ich meistern.« Dazu gibt sie mir ihre Hand.

Eine kleine Schweigepause. ... »Aber, Nina, da wir nun schon so erfolgreich auf der Spurensuche nach dem quälenden Festhalte-Teufel sind, findest du ihn in deinem Fühlen oder Denken – oder auch in deinen Reaktionen noch irgendwo anders?«

Die Antwort kommt schnell: »Ich bin froh, dass ich morgens um neun Uhr im Büro sein muss. Ich muss also aus dem Haus, sonst verlöre ich meine schöne Arbeit. Wenn das nicht wäre, ich bliebe hängen, wäre wie angenagelt in meiner Wohnung. Und ich weiß, es holt mich keiner heraus aus dieser Isolierung. Ich muss es selber schaffen.« ...

Blitze von Verzweiflung fliegen über ihr Gesicht, aber nur ganz kurz, dann kommt die tiefe Bemerkung: »Drinbleiben und Rausgehen, Rausgehen und Drinbleiben, in beidem sitzt dieser Festhalte-Teufel.« ... Sie hält beide Hände vor ihr Gesicht, und dann spricht sie viel, viel lauter als zuvor:

»Wie kann ich das ändern, wie, wie, wie, wie?«

Ach, denke ich, jetzt nur nicht in Pädagogik oder Erziehung abschwenken. Alles braucht seine Zeit. Ich frage Nina: »Ach, Nina, was könnten wir beide uns jetzt mal Gutes antun? Tasse Schokolade, Tee, Kaffee?« ... Sofort kommt die Antwort: »Eine Tasse starken Kaffees würde mir jetzt gut tun.«

So sieht es auch aus. Sie schlürft dieses heiße Getränk mit großem Genuss, und dann, mit einem tiefen Atemzug: »Der ist mir auch oftmals eine gute Hilfe gegen Migräne.« ...

»Du hast auch Migräne, Nina?«

»Sehr schlimm. Und sehr oft mit Erbrechen. Dann liege ich wie tot auf meinem Bett und kann absolut nichts machen.«

Sie berichtet, dass sie auch wegen dieses Symptoms beim Arzt gewesen sei. Der habe ihren Kopf geröntgt und ihr dann erklärt, dass sie einen Hypophysen-Tumor habe. Auch hier sei sie einfach weggelaufen und zu Professor Glettenberg gegangen. Der habe sich alles angesehen und ihr dann gesagt: »Vergessen Sie alles, was man Ihnen gesagt hat: Sie haben eine Vergrößerung der Sella turcica, wohl schon von Geburt an, und damit können Sie hundert Jahre alt werden.«

Ich fasse ihre Hände: »Welch ein Glück, dass du zu diesem klugen Professor gefunden hast.«

›Oh mein Gott‹, geht es mir durch den Sinn, ›wo ist denn hier noch etwas Lebensqualität? Das sind schon sechs schwere Symptome. Möge es nun aber dabei bleiben‹.

Es bleibt aber nicht dabei, denn – ja, es ist beinahe zu erwarten gewesen – sie spricht dann noch über ihre schlimmen

Ängste und auch darüber, dass sie manchmal Ohnmachtgefühle habe; ja, auch schon einige Male in Ohnmacht gefallen sei.

Jetzt sagt eine innere Stimme zu mir: Genug, genug, genug! Ich fühle in mir eine wilde Entschlossenheit, diese Symptome, so gut ich kann, zunächst auf ihre Entstehung zurückzubringen. Alles andere hat doch gar keinen Sinn. Man muss erst einmal begreifen können, wo die Quelle, der Ursprung zur Entstehung dieses Symptom-Flusses zu finden ist, und erst dann kann man (vielleicht) etwas helfen.

Ich bitte Nina, mich für kurze Zeit zu entschuldigen. Ich muss mich zurückziehen, um zu überlegen, wohin ich meinen ersten Schritt tun soll; momentan fehlt mir gänzlich der geistige Kompass. Als erstes drängt sich das Symptom des zwanghaften Festhalten-müssens auf. Was ist da abgelaufen? Alles festhalten müssen, die Atmung, die Verdauung, allen Besitz auf Listen festhalten, zwanghaft festhalten und dann sich nur schwer aus der Wohnung entfernen können, festhalten, festhalten. Eine große Angst steckt dahinter, aber woher kommt sie?

Meine Nachfragen nach Heimaufenthalt oder ... oder ... ergibt keine Erklärung für dieses Festhalten-müssen. Und woher kommt die Migräne, die Neigung zu Hirngefäß-Krämpfen? Könnte es sein, dass die Migräne für Nina ein Verdrängungsmechanismus ist, der traumatische Ängste vom Bewusstsein fernhalten soll? Das Gleiche gilt auch für ihre Neigung zu Ohnmachten. Das Gehirn spürt die anrollenden, überstarken Ängste und rettet sich dann ins völlige ›AUS‹.

Diese Überlegungen scheinen mir sinnvoll, aber reichen

doch nicht zur Erklärung aus. ... Und woher kommt das völlige Ausbleiben der Menses? ... Wann fing denn wohl alles an?

Nun, wie das Wort es sagt: Am Anfang fängt alles an.

Und wann ist die Zeit der Hormonbildung?

Im zweiten Drittel der embryonalen Phase.

Aha, hier, an diesem Punkt, scheint es mir wichtig, den Spürhund anzusetzen, zu der tieferen Ursache zu kommen, aus der schließlich alle diese schlimmen Symptome ihren Anfang nahmen.

Ich gehe zurück zu Nina.

»Nina«, frage ich, »weißt du etwas über die frühesten Anfänge deines Lebens?« ... Sie schaut mich erstaunt an: »Wie meinen Sie das?« ...

»Hat deine Mutter dir schon einmal etwas über deine Geburt erzählt? Wie lange sie gedauert hat, ob sie schwer war oder ähnliches?« ...

»Nein, nein«, sagt sie sofort, »meine Mutter will nicht über die Vergangenheit sprechen; wenn sie auf irgendetwas angesprochen wird, wehrt sie ganz energisch ab, und man wagt nicht, weiter nachzufragen.« ... »Gut, Nina, dann möchte ich es einmal versuchen. Du kannst dich auf mich verlassen, es wird gut gehen.«

So verabschieden wir uns.

Schon eine Woche später sitze ich Ninas Mutter gegenüber. Die Ähnlichkeit mit ihrer Tochter ist unverkennbar. Die erste an mich gerichtete Frage ist sehr klar und konsequent.

»Also, Frau P., Sie sind zu mir gekommen, um, wie Sie sagen, Nina zu helfen. Was kann ich dazu beitragen?«

»Sehr viel, Frau X. Wenn Sie mir zwei Fragen beantworten wollen ... ?«

Abwehrend hebt sie ihre Hand: »Aber bitte, keine Fragen über Vergangenes.«

Nicht mehr sagt sie dazu, aber äußerst bestimmend.

»Es tut mir leid, Frau X., aber es sind zwei Fragen aus der Vergangenheit. Aber machen wir es doch so: Ich stelle nur die Fragen, und Sie brauchen sie mir nicht zu beantworten.« ...

»Was soll denn das«, fragt sie erstaunt, »mit einer unbeantworteten Frage können Sie doch nichts anfangen! Oder sehe ich das falsch?« ...

»Überlassen Sie das nur mir, Frau X. Also, ich stelle Ihnen eine Frage aus der Vergangenheit, aber Sie brauchen mir keine Antwort darauf zu geben.«

Sie lehnt sich mit einem gewissen Erstaunen zurück: »Eine Frage, die keine Antwort erwartet? Ist das nicht äußerst komisch?«

Darauf antworte ich gar nicht sondern komme sofort auf den Punkt: »Es ist deutlich, Frau X, dass Nina eine Hormonstörung hat. Die Hormonentwicklung findet im zweiten Drittel der embryonalen Lebensphase statt. In dieser Zeit muss mit Nina etwas Schlimmes passiert sein.«

Ich warte eine Weile, um dann aber mutig und mit kraftvoller Stimme zu fragen: »Liegt bei Nina in dieser Entwicklungsperiode ein Abtreibungsversuch vor?«

Ich fühle mich bei diesem hinterhältigen Angriff alles andere als wohl, aber für Nina gibt es keinen anderen Weg, um an die Wahrheit zu kommen und damit zu einem anderen Umgang mit diesen schlimmen Symptomen.

Ich glaubte, Frau X würde jetzt in Tränen ausbrechen, ihr Gesicht zuckt. Aber dann lächelt sie unversehens. Ich kann nicht beschreiben, wie weich und aus welchen Qualen heraus. Dann gibt sie ihrem Schmerz nach, legt ihre Hände gegen die Stirn und lässt ihren Kopf auf die Tischplatte fallen, einfach so, wie man einen Ball auf den Boden droppen lässt.

Das war ein klares, schmerzhaftes ›Ja‹.

Aber wie nun diese Frau stützen?

Nun, am besten erst einmal gar nichts tun. Schweigen. – Und dann wird plötzlich wie von selbst alles in eine erstaunliche Neutralität gebracht. Mit einem Lächeln mir zugewandt fragt sie: »Darf ich Ihnen eine Tasse Kaffee anbieten, Frau P.?« – »Oh ja«, sage ich spontan und auch etwas erleichtert – und auch sogar mit etwas Bewunderung über die Fähigkeit dieser Frau, wie sie es schafft, ihre Vergangenheit daran zu hindern, störend in die Gegenwart einzudringen.

Es erscheint mir wichtig, noch etwas über Ninas Geburt zu erfahren, aber im Nachhinein könnte ich mir diese Frage nicht verzeihen, würde ich doch damit die vor einer dunklen Vergangenheit errichtete Schranke noch einmal durchbrechen. So sitzen wir schweigend nebeneinander. Wozu auch reden, ich könnte sie doch nicht erreichen. Aber ich gebe ihr so nebenher einmal meine Hand, und sie nimmt sie, ohne inneren Widerstand. So trennen wir uns, und unser Abschied erscheint mir nicht ohne Chance eines Brückenbaus; es würde ein Hinüber- und Herübergehen möglich sein.

Jetzt fallen alle Symptome Ninas in ihrer Entstehungsgeschichte auf einen Ursprung zurück:

Austreibung aus dem Paradies.

Die Hormonstörung, die Migräne und Neigungen zur Ohnmacht, die tiefen Ängste – und festhalten, festhalten,

festhalten: die Verdauung, die Atmung, die Wohnung schwer verlassen können; und alles, was ihr gehört, zwanghaft auf langen Listen festhalten. – Angst ist ihr ständiger Begleiter.

Rückblende zum Titel dieses Buches >Gegenwart – was ist das?<: Sie ist immer auch Echo frühester Vergangenheit, im Positiven wie im Negativen.

Wenn wir über die Embryonalzeit sprechen, dann darum, weil diese Zeit Leben ist, hoch intelligentes Leben. Embryonalzeit und Zeit des Fötus, neun Monate entscheidender Existenzart, in der fast jedes Geschehen eine unauslöschliche Spur hinterlässt und schon hier die Grundlagen für Krankheiten und Neurosen gelegt werden können.

Eine schlechte Zeit im Mutterleib kann entscheidender sein als eine schlechte Kindheit. Während der neun Lebensmonate, die zur Geburt führen, ist das System am zerbrechlichsten. Daher ist der Einfluss des Traumas hier am größten. Nach zwölf Schwangerschaftswochen ist das fötale Nervensystem voll entwickelt und kann auf Traumata reagieren, diese kodieren und speichern. Diese Fähigkeit bedeutet, dass die Prägung sehr früh in der Fötalgeschichte beginnt und alle Systeme beeinflussen kann, vor allem jene, deren Organisation in den ersten Lebensmonaten beginnt.

Denken wir an Nina: sie hat ihre Menstruation verloren, es ist kaum zu hoffen, dass sich diese schwere Hormonstörung von selbst oder auch mit Hormonspritzen wieder regulieren wird. Das bedeutet, sie wird nie ein Kind bekommen können.

Bleiben wir weiter bei Nina:

Es ist ein Phänomen, wie sich oder dass sich ein Embryo schon in so frühen Anfängen ohne jede Hilfsmöglichkeit im Mutterleib gegen feindliche Kräfte behaupten kann, die seine

Vernichtung wollen. Ein Überlebenskampf mit großer Ver-
zweiflung. Wie auch immer seine Strategie zum Leben aussieht,
es geht um Festhalten, Festhalten, Festhalten.

In welchen Dimensionen dann aber diese Verzweiflung
eskaliert, ist mit dem Verstand nicht mehr nachvollziehbar;
nämlich dann, wenn der Kapitän dieser neunmonatigen em-
bryonal-fötalen Reise, unser eingeborenes Gedächtnis an über-
zeitliche Normen, wenn dieser Kapitän den Befehl gibt: Raus!
Jetzt musst du raus in die Außenwelt, kompromisslos, sonst
bedeutet das auch wieder für dich Tod. Was für eine Irritation,
was für eine Verzweiflung. Erst festhalten, um am Leben zu
bleiben, dann das genaue Gegenteil: Loslassen, raus!

Diese Katastrophengefühle bleiben gespeichert, kommen aber
nicht ans Licht (Verstand), weil es ja noch keinen gibt. Also
müssen sie verdrängt, im Unbewussten eingekerkert werden.
Unser System ist nicht dazu ausgestattet, Schmerzen dieser
Größenordnung zu ertragen.

Die Geschichte Ninas ist wirklich, wirklich ein Krimi. Und
die Welt ist voll davon. Nur – keine Geschichte ist mit einer
anderen vergleichbar.

Noch weiß ich nicht, ob und wie ich für Nina eine wirkliche Hilfe sein kann, noch weiß ich nicht, wie viele seelische
Kräfte sie aus diesem Inferno ihrer frühesten Lebensgeschichte in eine undurchsichtige Gegenwart hinübergerettet
hat. Noch weiß ich nicht, ob und wann der richtige Zeit-
punkt zur Übermittlung einer Wahrheit gegeben ist, einer
Wahrheit, die einer bitteren Pille gleicht, die aufbauende und
zerstörerische Kräfte in sich trägt.

Aber eines weiß ich: dass unsere Lebensreise nur zu einem
sinnvollen Ziel führt, wenn wir mit der Wahrheit wandern.

Mir fällt Christian Morgenstern ein: ›Die mit der Wahrheit wandern, wandern allein, keiner kann dem anderen Wegbruder sein.‹

Und auch dieses weiß ich: dass ich dies für Nina leisten kann und will. Jetzt, wo ich um die tiefste Ursache weiß, wo ich den Entstehungsquell ihrer schlimmen Symptome kenne, kann ich ihr ein verantwortungsvoller Helfer sein. Ich weiß um ihre lebensbedrohlichen Gefühle, die in ihrem Unbewussten verdrängt, kodiert sind, Gefühle gleich Dynamit. Da darf man nicht mit dem Zünder spielen.

›Doch wo Gefahr ist, da wächst das Rettende auch‹ (Hölderlin). Ich bin sicher, dass auch für Nina das Wissen um ihre Wahrheit das Rettende in dieser Arbeit sein wird.

Hilfreich ist, dass Nina getrennt von ihrer Mutter lebt, also ihre eigene Wohnung und einen Beruf hat, den sie wohl gerne ausübt; sie arbeitet als Designerin in einer größeren Firma.

Nach einem mit großen Ängsten besetzten Telefonanruf sitzt Nina vor mir. Ich fühle mich von einer lähmenden Inaktivität gefangen und überlasse Nina die Gesprächsführung.

Sie beginnt sofort über ihre lähmenden Zwänge zu sprechen. Dabei zeigt sie auf das um ihr Handgelenk hängende Goldkettchen: »Auch das habe ich aufgelistet, und überhaupt, ich fühle mich eingeschnürt wie von Befehlen, dies oder das tun zu müssen. Alles unsinnige Zwänge.«

Als ich weiter in meiner Passivität verharre, lehnt sie sich zurück. Ich weiche ihren forschenden Blicken nicht aus, und sie stellt mir mit einer Unerschrockenheit die Kardinalfrage:

»Was haben Sie von meiner Mutter erfahren?« ... Als ich nicht sofort antworte, fasst sie nach:

»Konnten Sie überhaupt mit ihr sprechen – über Vergangenheit und so?«

Ich hole weiter aus: »Nina, du hast deine Menses verloren. Das ist eine Hormonstörung. Die Hormonentwicklung findet im zweiten Drittel der Embryonalzeit statt. In dieser Zeit ist etwas Schlimmes mit dir passiert.«

Nina: »Was, was ist mit mir passiert?«

Jetzt wäre ein Ausweichen unentschuldbar.

»Nina ... «, und als ich einen Augenblick im Weitersprechen zögere, wiederholt sie:

»Was ist mit mir passiert?«

Ich fühle mich wie gelähmt und kann diese schlimme Botschaft mit dem besten Willen nicht über meine Lippen bringen. Sie sieht mich zwingend an, dann ist sie es, die die Wahrheit ausspricht. Langsam, die Worte einzeln suchend und so leise, dass ich sie kaum verstehe:

»Ich ahne es, ich habe es schon länger geahnt. Sie hat mich nicht gewollt, sie hat versucht ... « – und nun wird ihre Stimme erschreckend kalt – » ... sie hat versucht, mich abzutreiben! Stimmt es? ... «

»Ja, Nina.«

Keine Reaktion auf ihrem Gesicht, keine Mimik. Nur ganz langsam schließt sie ihre Augen und verharrt in totaler Bewegungslosigkeit.

Wenn man einen Stein in einen tiefen Brunnen wirft, dauert es seine Zeit, bis er unten aufschlägt. So ist es auch bei Nina. Aber dann kommt eine erstaunliche Reaktion, die nur aus zwei Worten besteht: »Und nun?« Nicht mehr. Und dann noch einmal nachfassend: »Und nun?«

Ein Bündel von Gefühlen wird damit zum Ausdruck gebracht: Schock, Hilflosigkeit, Vertrauensverlust, und, und, und – aber auch ein Wille zum Weitermachen.

»Und nun«, fuhr ich fort, »und nun kennst du deine ganze Geschichte, von Anfang bis Ende, und eine Geschichte kann man nur verstehen, wenn man auch den Anfang kennt. Und jetzt, Nina, wo du auch den Anfang deiner Lebensgeschichte kennst, kannst du dich auch besser in der Gegenwart verstehen, denn die Gegenwart ist Echo frühester Vergangenheit.«

Ich kann so lange reden, weil ich spüre, dass sie voller Interesse zuhört. Ihre Augen sind weit geöffnet, und sie unterbricht mich mit keiner Silbe. Ich fahre fort: »Deine Lebensgeschichte, Nina, beginnt mit festhalten. Festhalten, um zu überleben. Und dieser rote Faden zieht sich durch dein ganzes Leben hindurch.«

Um sie aus ihrer Versteinerung etwas herauszuholen, frage ich sie:

»Kennst du das Märchen vom Rumpelstilzchen?« ... Sie nickt nur mit dem Kopf.

»Willst du es mir mal erzählen?«

Und nun beginnt sie, mir sehr ausführlich die Geschichte zu erzählen: Von der Königin, die ein kleines Kindchen geboren hatte, welches das böse Rumpelstilzchen ihr aber androht zu stehlen. ... Am Ende aber sagt Rumpelstilzchen: »Nur wenn du meinen Namen weißt, habe ich die Macht über dein Kind verloren.« ... Und dann tanzt am Abend Rumpelstilzchen vor dem Schloss und singt: » ... und morgen hole ich der Königin ihr Kind. ... Ach wie gut dass niemand weiß, dass ich Rumpelstilzchen heiß'.« – Dies hört die Königin, und nun, da sie seinen Namen weiß, hat sie dem Rumpelstilzchen die Macht über ihr Kind genommen.

Und nun sitzen wir beide uns länger schweigend gegenüber, und dann kommt ihre erstaunliche Bemerkung: »Der Name ... « sie bedeckt ihr Gesicht mit beiden Händen, » ... der Name bedeutet die Wahrheit, und wenn man die Wahrheit weiß, kann man nicht mehr verzaubert werden.«

Ich bin beeindruckt von ihrem guten Verstand und ihrer Intuition. Und es war eigentlich völlig überflüssig, noch einmal die Wahrheit mit dem Anfang ihrer Lebensgeschichte in Verbindung zu bringen. Sie hatte ja längst verstanden.

Doch dann, nach einer Weile, mit einem tief traurigen Gesichtsausdruck:

»Aber meine Mutter hat mich nicht gewollt!«

Jetzt war der Augenblick gekommen, ihr Hilfe zu geben, um ihre Gefühle ausdrücken zu können, das auszudrücken, was einmal in sie eingedrückt worden ist. Ich flüstere ihr zu:

»Nina, sprich mit deiner Mutter, sage ihr alles.« Als sie zögert, frage ich:

»Wie hast du deine Mutter genannt?«

Es kommt leise: »Mama.«

Dann schweigt sie einen Augenblick, um dann in tiefes Weinen auszubrechen. ... »Mama, Mama, warum hast du mir das angetan?!« Es mischen sich Wut, Trauer und Verzweiflung. Was für ein tiefer, ein so lange eingekerkerter Schmerz wird hier ausgedrückt. Der Tränenfluss nimmt kein Ende, und ich reiche ihr ein Papier Taschentuch nach dem anderen. Der Gedanke, dass in der Träne nachweislich Stresshormone enthalten sind, tröstet mich beim

Miterleben dieses Leides, das hier jetzt zum Durchbruch kommt.

Manchmal muss ich auch denken: Muss sie das alles nun wirklich noch einmal durchleben, all diese Qual, diese irre Not, all diese Angst vor dem Erliegen, all diese Todesfurcht? Ist es nicht einfacher und klüger, das Wiedererleben so vieler Leiden zu vermeiden, sich einfach aus dem Staube zu machen? ... Aber lauern da nicht dann andere große Gefahren: Alkohol, Drogen, Zigaretten und – bei ihrem verführerischen Aussehen – sinnlose Sexualität? Gleichzeitig erkalten die Gefühle, weil sie abgewehrt, verdrängt werden müssen, denn keiner kann für immer mit solch einem Schmerz leben. Das aber würde mit der Zeit auf eine seelische Klimaveränderung hinauslaufen: Vereisung. Und wenn sie das übermäßige Festhalten an ihrer Wohnung nicht loslassen kann, wird sie in eine immer dünner und dünner werdende Luft von Beziehungslosigkeit und Vereinsamung geraten.

Goethe wusste also, was er sagte: Die Träne fließt, die Erde hat mich wieder.

Nach einem Wiederauftauchen aus dem Meer von Gefühlen und Schmerz wird der Verstand zu Hilfe gerufen. Er muss jetzt all das, was aus der Tiefe des Unbewussten an die Oberfläche gehoben wurde, einordnen – und vor allem aber begreifen, dass alles Gefühlte nichts mehr mit der Gegenwart zu tun hatte. Alles ist Vergangenes und muss allmählich dorthin wieder verschwinden.

Es bleibt für mich eine unbeantwortete Frage, wie die Natur es schafft, so früh kodierte, eingeprägte Traumata das ganze Leben in ihrer Intensität lebendig zu erhalten, und warum das so sein muss. Aber es ist so, wie es eben ist. Naturgesetze kann man nicht durchbrechen, man muss sie achten, beachten und wissen, dass das Leben am ersten Tag beginnt und es nur zu einem guten Gelingen kommen kann, wenn die Liebe, die wirkliche Liebe Pate steht.

Und das ist eben bei Nina nicht so gewesen. Sie fühlt und weiß nun, wie lieblos ihre Kindheit war. Es gibt keine dramatischen Höhepunkte, sie war nie geschlagen worden, aber es war eine trostlose Leere. Auch am Vater hatte sie keinen Beistand. Er starb nach längerer Krankheit, als sie drei Jahre alt war.

Nina ist tapfer, sie gibt nicht auf. Auch wenn die Wellen schlimmster Katastrophengefühle über ihrem Kopf zusammenzuschlagen drohen, behält sie die Wirklichkeit im Auge und lässt sich nicht in eine irreale Welt ziehen.

Katastrophengefühle? Ja, das ist nur ein Wort – aber was kann sich dahinter verbergen!

Einmal geschah es, dass Nina stürmisch an meiner Tür klingelte, unvollständig bekleidet, ihr Mund spricht schwer und wie behindert, so als ob einem strenger Frost das Gesicht erstarrt hat. Es war an einem Wochenende, an dem sie nicht in ihre Firma zu gehen brauchte. Sie war also allein.

Ihr Anblick erschreckt mich. »Was ist los, Nina?«

Ich versuche, sie möglichst schnell zur Couch zu begleiten. Sie lässt sich fallen, und stoßweise bricht es heraus: »Mir war, als ob ich jeden Augenblick tot umfallen würde, und dann kam ein schlimmes Beben meines Hauses!«

Sie schaut mich völlig entgeistert an.

»Ja, mein Haus bebte, und dann bin ich ... « – sie greift meine Hand – » ...oh Gott, oh Gott.«

Es ist offensichtlich und völlig klar, dass tiefste Todesängste die Abwehrschranke zum Bewusstsein durchbrochen haben und sie diese zusätzlich auf ein Erdbeben projiziert.

Ich fasse ihren Puls, nur um ihr vom Körperlichen her Sicherheit zu geben: »Nina, dein Puls ist nur ein wenig erhöht ... – keine Angst, du stirbst nicht. Der Tod und das Erdbeben sind alles vergangene Gefühle.« Und immer wieder: »Heute, in der Gegenwart, ist alles gut.«

Nachdem sie etwas zur Ruhe gekommen ist, bitte ich sie, mir so genau wie möglich zu erzählen, was sich vor dem Angstanfall ereignet hat.

Nina: »Gar nichts, einfach gar nichts. Ich war den ganzen Vormittag allein zu Hause, heute ist Wochenende, und ich brauchte nicht in meine Firma zu gehen. Es fällt mir immer schwer, ohne äußeren Anlass meine Wohnung zu verlassen. Dann aber, nach vielen Stunden des Alleinseins, fasste ich den Entschluss, irgendwo hinzugehen. Doch als ich die Wohnungstür öffnen wollte, war diese noch verschlossen vom Vortag, und es steckte kein Schlüssel im Schloss. Da, und gleich dann, schoss diese furchtbare Todesangst in mir hoch, obgleich ich sofort den Schlüssel in meiner Hand hielt, denn er lag auf dem Tisch, der direkt neben der Tür steht. Und dann bebte mein Haus. Ja!«, ruft sie aus, »es bebte!«

Sie sackt in sich zusammen und scheint wie in einem Netz wehrlos verstrickt zu sein. Auch die Verstandeskräfte sind wie auf Null abgesackt.

Ich halte ihre Hand, und wir sitzen länger ganz still beieinander. Doch dann scheint ihr Verstand wieder Kraft zu gewinnen. Es ist ja nicht das erste Mal, dass sie solche ›Verhextheiten‹, wie sie es nennt, solche schweren Angstausbrüche erlebt.

Und es ist auch nicht das erste Mal, dass sie nach solchen qualvollen Durchbrüchen Verbindungen zu den tiefen Ursachen herstellen kann, und es wird auch heute nicht das letzte Mal und auch nicht das vorletzte Mal sein. Das ist das Drama eines solchen Lebensanfanges.

Nina berichtet dann von ihrem Festhalten an ihrer Wohnung, und dann, als sie schließlich aus diesem Gefängnis ausbrechen wollte, von der panischen Angst, eingeschlossen zu sein. Von ihrer Tante hat sie erfahren, dass sie eine schwere, sehr lange Geburt hatte.

Kein Wunder. Erst verzweifelt kämpfen, um im Mutterleib zu bleiben, und dann, fünf oder sechs Monate später, genau das Gegenteil: verzweifelt ringen, um nicht im Mutterleib zu bleiben. Beide Kämpfe entscheiden, ob Leben oder Tod, und der Buchhalter Natur notiert alles ganz präzise mit unauslöschlicher Tinte in das große Lebensbuch.

Nach solchen klaren Verknüpfungen kann Nina sogar ein wenig lächeln.

Beim Miterleben solchen Leidens muss ich grollend denken: Wie kann man nur einem werdenden, zerbrechlichen Leben so etwas antun?!

Der Verstand wird mit dem Verstehen mehr und mehr zum Sonnenlicht, das die schlimmen Schatten der Vergangenheit vertreibt. Nur wer die Partitur seines Lebens kennt, die Noten, die das Schicksal tief in seine Seele eingeschrieben hat, nur der kann für sich selbst ein guter Dirigent sein.

Kann eine Lebensgeschichte wie die Ninas noch überzeugender die Frage beantworten: >Gegenwart, was ist das?<

Ist alles wieder gut geworden? Gut im Sinne von heil, so heil, wie wenn Ninas Leben unter einem gütigen Stern begonnen hätte? Nein. Heilung ist auch nach vier Jahren Therapie nicht erreicht. Es wurde viel erreicht, aber keine Heilung. Ich glaube nicht, dass diese tiefen Traumatisierungen je gelöscht werden können. Was also ist erreicht? Ein tiefes >Erkenne dich Selbst<. Nina ist in der Lage, vom einzelnen Symptom auf übergeordnete Zusammenhänge zu schließen. Sie kann also ein gegenwärtiges Angst- oder Verhaltensproblem durch Wiederfühlen wie an einem roten Faden deutlich zum Ursprung zurückführen und damit dem Verstand eine Wahrheit vermitteln, die ihr immer wieder sagt: das ist alles Vergangenheit, Schnee von gestern. Nina hat ein anderes Bewusstsein entwickelt.

Was ist nun ein Bewusstsein? ... Schwer zu sagen, weil ein Faktor nicht das Ganze beschreibt und das Ganze auch nicht von vielen Faktoren beschrieben werden kann. Da nehme ich gerne noch einmal das Bild vom Dirigenten zu Hilfe. Ohne Kenntnis der Noten und wie sie im Einzelnen miteinander verbunden sind, kann er die Komposition eines Musikstückes nicht überzeugend zum Erklingen bringen, kann er sie nicht im Sinne seines Komponisten, seines Schöpfers zum Leben erwecken.

Doch wovon ist Nina nach knapp vier Jahren Psychotherapie erlöst worden?

Nina hat gelitten unter Zwangshandlungen. – Alles, was ihr gehörte, musste sie auf langen Listen festhalten: ein sinnloses Tun, verbunden mit Leidensdruck. – Zwangshandlungen sind immer ein unbewusster Versuch, sich von quälenden Ängsten zu befreien. Von diesen Zwangshandlungen ist sie befreit. Auch die Migräne und die Neigung zu Ohnmachten konnten aufgelöst werden. Die Migräne (Neigung zu Hirngefäß-Krämpfen) habe ich bei Nina als einen zusätzlichen Verdrängungsmechanismus gesehen, wenn zu schlimme Gefühle an die Oberfläche, ins Bewusstsein drängten. Die >Lösung< dann: Verkrampfung, einfach dicht machen, damit es zu keiner Überflutung durch schwere Angstgefühle kommen kann.

Das Gleiche spielt sich bei den Ohnmachtsanfällen ab: Das Gehirn schaltet total aus. Damit entflieht es der Gefahr durchzudrehen – oder was immer durch eine Überflutung möglich werden kann.

Ninas Verdauung hat sich sehr gebessert, auf die regelmäßige Colontherapie kann sie verzichten, und die flache Atmung versucht sie durch Atemgymnastik zu verbessern.

Aber die Menses hat sich nicht wieder eingestellt. ...

Und das Urvertrauen? Wird sie dieses je finden können?

Von ihrer Mutter wird sie sehr allein gelassen. Nina hat den Kontakt gesucht, ihr von ihren schlimmen Ängsten erzählt, auch ihr vorgehalten, wodurch diese entstanden sind. Aber wie zu erwarten war, hat die Mutter hier eine klare Wand gesetzt. Sie lehnt den Gedanken strikt ab, dass durch die versuchte Abtreibung solche Ängste entstehen können. Stattdessen wiederholt sie immer nur dasselbe: »Das sind alles nur die Gene und nur die Gene.« ...*

Der Kontakt zur Mutter ist nicht ganz abgebrochen, aber wie er aussieht, kann man sich vorstellen.

Das Loslassen, nicht mehr festhalten, muss sie immer noch weiter üben – Üben gleich Einsicht gewinnen, aus welchen Quellen dieses Symptom entstanden ist. Schließlich muss sie auch mich loslassen, aber wir versuchen dies in kleinen Schritten und immer mit der absoluten Zusicherung, dass die Tür zu mir für sie immer offen bleibt.

Doch als sie geht, kommt mir die letzte Strophe eines Liedes in den Sinn: »Du hast dort oben viele Engelein bei Dir. Schick doch eines davon auch zu ihr!«

---

* Aus dem Buch von Joachim Faulstich, ›Das heilende Bewusstsein‹ (Knaur): »Vor allem aber, so glauben die meisten, entscheiden viele der etwa 35.000 Gene, die im Menschen identifiziert wurden, unbeeinflussbar über Gesundheit und Krankheit. Die meisten Gene sind keineswegs unbeeinflussbare Größen, sondern werden durch bewusste wie unbewusste Wahrnehmungen des Menschen gesteuert. Jeder Mensch ist in gewisser Weise Herr über das Netzwerk seiner Gene, zugleich aber auch abhängig von den Vorgaben, denen er im Leben begegnet.«

Der Professor – oder:
Neues von Goethe?

Mein Beweggrund, Abschnitte dieser drei Lebensgeschichten von Udo Walter, Thomas und Nina zu beschreiben, war der, durch Aufdecken eines entscheidenden roten Fadens einem Teilaspekt der Frage näher zu kommen: ›Was ist Gegenwart?‹

Zum Abschluss nun noch eine ganz kleine Geschichte von einer Persönlichkeit, die zu den bedeutendsten Dichtern unseres Landes zählt und deren Namen alle kennen: Johann-Wolfgang von Goethe.

Ich war auf der Insel Sylt und ging abends zu einem Vortrag über Goethe, gehalten von einem Professor aus Wien. Es war ein glänzender Vortrag, und ich bedankte mich anschließend dafür, fügte aber diesem Dank noch hinzu:

»Aber etwas Bedeutendes haben Sie nicht erwähnt.«

Seine Rückfrage: »Nun, was denn?«

Ich zählte auf: »Goethe war ein Hypochonder, hatte also eine Neigung zu überwertigen Krankheitsvorstellungen; kleine Unpässlichkeiten führten zu übertriebenen Reaktionen. Er hatte auch starke Bindungsängste und konnte mit dem Tod nicht umgehen. Er ließ seine Frau in ihrer Sterbephase allein und ging auch nicht zur Beerdigung seiner Mutter.«

Der Professor hob abwehrend seine Hände: »Aber warum solche negativen Seiten erwähnen, dagegen steht doch soviel Positives?«

Ich antwortete: »Dies hat nichts mit positiv oder negativ zu tun, man muss nur wissen, was dahinter steckt.«

Der Professor: »Nun, was denn?«

»Goethe kam durch eine Nabelschnur-Verstrickung blau auf die Welt, das heißt, er hatte dadurch tiefe Todesängste gespeichert ... «

Noch bevor ich ausgesprochen hatte, fiel mir der Professor buchstäblich um den Hals: »Das ist ja eine Offenbarung! Nein oh nein! Ich habe die gleichen Symptome und bin auch blau auf die Welt gekommen!«

Diese Zusammenhänge waren ihm völlig unbekannt, doch jetzt konnte er begreifen, dass auch sein Leben, seine Gegenwart Echo der Vergangenheit ist.

Bücher von Anneliese Ude-Pestel bei adlibri

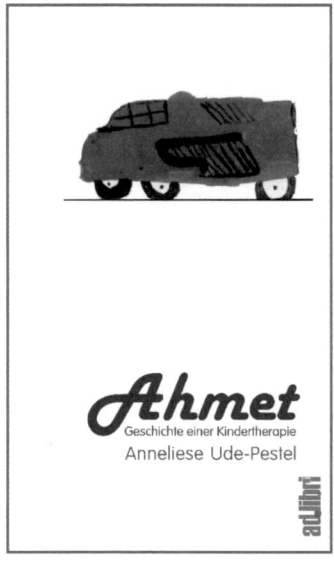

Ahmet

Geschichte einer
Kindertherapie

Als Jüngster einer fünfköpfigen Türkenfamilie kommt Ahmet mit knapp sieben Jahren nach Deutschland. In der fremden Umgebung kann sich das Kind nicht zurechtfinden, von den schwer arbeitenden Eltern wird es kaum unterstützt. Verstärkt werden Ahmets Gefühle von Isolation und Verlassenheit noch in der Schule, in der das Gastarbeiterkind auf Gespött, Ablehnung und auch Feindseligkeit stößt. In den spannenden Gesprächsprotokollen dieser Therapie-Geschichte begegnen wir zu Anfang dem Kind in seinem Meer von Angst und Verlassenheit. Wir erleben, wie Ahmet im Verlauf der Therapie allmählich seine Gefühle wahrnimmt und zum Ausdruck bringen kann und schließlich Selbstvertrauen und Lebenskraft zurückgewinnt.

»Die Geschichte dieser Therapie ist spannend wie ein Kriminalroman und genauso leicht zu lesen – und geht unter die Haut mit der Beschreibung vom Leid eines Kindes.« (Der Stern)

ISBN 978-3-89927-006-8

Bücher von Anneliese Ude-Pestel bei adlibri

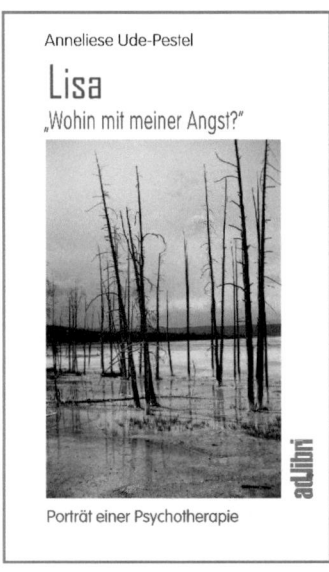

Anneliese Ude-Pestel

Lisa
„Wohin mit meiner Angst?"

Porträt einer Psychotherapie

Lisa
„Wohin mit meiner Angst?"
Porträt einer Psychotherapie

»Lisa« ist die bewegende Geschichte einer jungen Frau, die bei ihrer Geburt und während ihrer Kindheit schwer traumatisiert wurde. Ihr Leben ist seitdem bestimmt von Angst und Schuldgefühlen, die sich nach dem plötzlichen Tod ihres Mannes zu einem psychischen Kollaps zu steigern drohen. Unter der Führung einer einfühlsamen und weitsichtigen Psychotherapeutin findet Lisa zu den Wurzeln ihrer schweren Todes- und Verlassenheitsängste. Im Wiedererleben ihrer Erinnerungsschmerzen gelingt es ihr, allmählich die Vergangenheit von der Gegenwart zu trennen und damit für ihr Leben neue, in die Zukunft führende Weichen zu stellen.

»Nur wer durch sein Leid hindurchgeht, es transformiert, kann wachsen, allmählich wachsen zu wahrer Menschwerdung.«
(Hermann Hesse)

ISBN 978-3-89927-007-5

Informationen für Autoren, die ihre Bücher lieben

adlibri
erweckt vergriffene Bücher wieder zum Leben –
und die darin enthaltenen Gedanken und Ideen.
– durch Print on Demand –

Die Idee hinter Print on Demand:
der Druck eines Buches auf Anforderung.
Die Druckvorlagen werden digital gespeichert.
Ein Buch wird immer erst dann produziert,
nachdem es bestellt wurde.

Da es keine Auflage im herkömmlichen Sinn mehr gibt,
kann es auch keine vergriffene Auflage mehr geben.
Einmal gespeichert,
bleibt das Buch für alle Zeiten lieferbar.

**Wir sagen Ihnen gern, wie Sie Ihre Bücher
mit uns wieder lebendig machen können!**

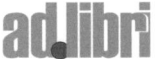

Rainer Kirsten • Tel. (0 40) 41 30 85 - 14 • Telefax 0 40 41 30 85 10
adlibri Verlag • Postfach 13 01 91 • 20101 Hamburg
eMail: info.adlibri@hamburg.de • Internet: www.adlibri.de

adlibri – und das Buch lebt!